Endoscopic surgery
of cerebellopontine angle

桥小脑角内镜
手术学

■ 李光华　梁继锋　编著

人民卫生出版社

图书在版编目（CIP）数据

桥小脑角内镜手术学 / 李光华，梁继锋编著 . —北京：人民卫生出版社，2016

ISBN 978–7–117–23297–5

Ⅰ.①桥… Ⅱ.①李…②梁… Ⅲ.①内窥镜检 – 应用 – 小脑桥脑角 – 脑外科手术 Ⅳ.①R651.1

中国版本图书馆 CIP 数据核字（2016）第 220178 号

| 人卫智网 | www.ipmph.com | 医学教育、学术、考试、健康，购书智慧智能综合服务平台 |
| 人卫官网 | www.pmph.com | 人卫官方资讯发布平台 |

桥小脑角内镜手术学

编　　著：李光华　梁继锋
出版发行：人民卫生出版社（中继线 010-59780011）
地　　址：北京市朝阳区潘家园南里 19 号
邮　　编：100021
E － mail：pmph @ pmph.com
购书热线：010-59787592　010-59787584　010-65264830
印　　刷：北京汇林印务有限公司
经　　销：新华书店
开　　本：787 × 1092　1/16　印张：7.5
字　　数：183 千字
版　　次：2016 年 10 月第 1 版　2016 年 10 月第 1 版第 1 次印刷
标准书号：ISBN 978-7-117-23297-5/R・23298
定　　价：128.00 元

打击盗版举报电话：010-59787491　E-mail：WQ @ pmph.com
（凡属印装质量问题请与本社市场营销中心联系退换）

作者简介

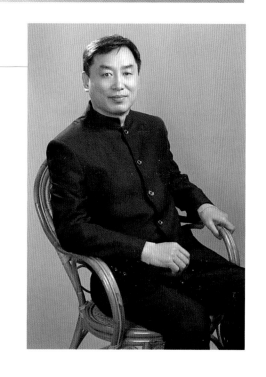

　　李光华，主任医师、威海光华医院院长、研究所所长、上海交通大学口腔医学院客座教授、中华医学会疼痛学分会会员、山东省头面痛专业委员会副主任委员。1981年毕业。擅长治疗耳鼻咽喉头颈外科疑难疾病，三叉神经痛、面肌痉挛、脑干区肿瘤、眩晕症、偏头痛、桥小脑角肿瘤，以及耳鼻咽喉头颈外科常见疑难疾病的手术诊治。在国内首创"微创功能性三叉神经痛面肌痉挛手术"新方法。主编《三叉神经痛与面神经疾病学》等大型专著3部，发表论文50余篇，完成9项山东省科研攻关课题，分获国家及省市科技进步奖多项、是国内著名的颅颌面神经外科专家。

　　专业特长：耳鼻咽喉头颈外科疑难疾病，微创内镜手术治疗三叉神经痛、面肌痉挛、舌咽神经痛。

　　E-mail:lgh6202@126.com

作者简介

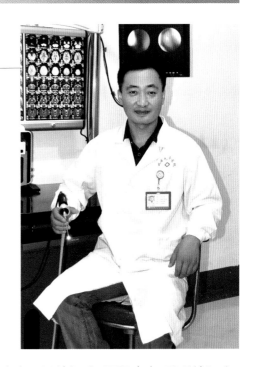

梁继锋,副主任医师,威海光华医院副院长、威海光华医院耳鼻咽喉头颈外科主任、三叉神经痛面肌痉挛治疗中心主任。1993年毕业,先后在山东省立医院、北京同仁医院进修,对耳鼻咽喉头颈外科各种疾病的诊治,尤其对鼻及鼻窦疾病、咽喉疾病、鼾症、三叉神经痛、面肌痉挛、面瘫、偏头痛、眩晕症及各种头颈部良、恶性肿瘤等治疗有较好的经验。完成9项山东省科技成果,发表国家级论文20余篇,论著2部。

专业特长:耳鼻咽喉头颈外科疾病,内镜手术治疗三叉神经痛、面肌痉挛、舌咽神经痛、桥小脑角肿瘤。

E-mail:ent71@126.com

序

由李光华、梁继锋编写的《桥小脑角内镜手术学》即将付梓印刷。本书是作者在三十余年临床工作与研究的基础上，综合其九项山东省科技厅科研成果，在国内创先性采用"微创功能性手术"治疗三叉神经痛、面肌痉挛、舌咽神经痛、桥小脑角肿瘤等疾病万余例手术的经验而编写。全书共 10 章，图片 300 余幅。内容涉及桥小脑角内镜手术的相关解剖、器械、术前准备、手术方法、围术期注意事项、手术并发症的预防等，堪称桥小脑角内镜手术的指导性参考书。可供口腔科、耳鼻咽喉头颈外科、神经外科等医师参考。

桥小脑角区域位置较深，结构复杂，常规手术是在冷光源纤维导光束或显微镜下进行的，不能保证微创操作，需要相对大的骨窗或用力下压小脑半球以扩大手术视野来完成，副损伤较大。在显微镜下操作虽相对清晰，但由于骨窗小、位置深、视野局限，尤其对小脑下陷不满意者观察根区效果差，容易遗漏责任血管。三叉神经痛、面肌痉挛、舌咽神经痛在治疗上应属于功能神经外科治疗学，在去除病因的同时应该最大限度地保留神经的生理功能，内镜外科技术是微侵袭手术的代表，利用内镜的多角度与放大功能，使手术盲区几乎不存在，能从不同的角度很好地观察根区，不易遗漏责任血管，并很好地保护脑组织及神经。内镜下操作可减少对脑组织的刺激和对神经的牵拉，能更清晰地分离神经周围的蛛网膜，避免滋养血管的损伤，减少神经功能的丧失。由李光华教授根据研究结果在该领域创先开展的"微创功能性手术"，大大提高了责任血管的发现率和手术成功率，降低了手术并发症的发生率以及复发率。实现了针对病因、保留神经生理功能的微创治疗目的。

本书重点介绍了现代微创、内镜和功能神经外科方面的新技术，内容翔实、图文并茂，并理论联系实际，切合临床，具有极高的临床应用价值。该书的出版填补了国内该领域的空白，相信对相关学科的发展将起到积极的推动作用，推荐有关学科的临床医师及研究人员阅读参考，以提高相关疾病的诊疗水平。

中国工程院院士

张志愿

2016 年 4 月
于上海交通大学医学院附属第九人民医院

前　言

　　内镜外科是医学领域划时代的变革,随着基础和临床研究的逐渐深入和成熟,其应用范围已经拓展到医学领域的多个临床科室,推动了医学整体的进一步发展。

　　在耳鼻咽喉头颈外科领域,从 20 世纪 80 年代开始国际上的 Messerklinger、Kennedy、Stammberger 等,到中国的韩德民、许庚等,将鼻内镜技术发展起来,并推广到整个耳鼻咽喉头颈外科。我们在 2000 年以后将内镜引入到耳后小切口乙状窦后入路桥小脑角手术中,基本替代了传统的显微镜技术。随着基础研究与临床应用的不断深入,内镜外科技术凭借自身的优势已经展现出了极其广阔的应用前景。

　　山东省威海光华医院三叉神经痛面肌痉挛治疗中心由李光华、梁继锋带领 20 余名医护人员组成。配备先进的内镜及摄录系统、显微镜及相关设备。中心除了开展耳鼻咽喉疾病的科研临床工作外,主要进行三叉神经痛、面肌痉挛、舌咽神经痛、桥小脑角肿瘤、神经性耳鸣、面瘫、眩晕症、偏头痛等侧颅底疾病的基础研究和临床诊治工作。采用"微创功能性手术",针对病因治疗,减少复发,保留神经的生理功能,具有安全、可靠、治愈率高的优点。自1995 年至今共 9 项相关研究通过山东省科技厅组织的专家鉴定,为国内首创,达到国际先进水平,均获科技进步奖。已为全国各地的近万名三叉神经痛、面肌痉挛、舌咽神经痛患者彻底解除了病痛。

　　桥小脑角区域内的三叉神经、面神经、前庭蜗神经、舌咽神经、迷走神经、副神经等脑神经,涉及的疾病有:三叉神经痛、面肌痉挛、眩晕症、舌咽神经痛、痉挛性斜颈、神经性高血压、糖尿病、三叉神经炎、面瘫、亨特综合征、桥小脑角肿瘤(脑膜瘤、听神经瘤、胆脂瘤、神经瘤)等。本书描述的重点是内镜下神经减压手术,主要是三叉神经痛、面肌痉挛、舌咽神经痛和桥小脑角肿瘤。

　　桥小脑角区域位置较深,结构复杂,常规手术是在冷光源纤维导光束或显微镜下进行的,不能保证微创操作,需要相对大的骨窗或用力下压小脑半球以扩大手术视野来完成,副损伤较大。在显微镜下操作虽然相对清晰,但是由于骨窗小、位置深、视野局限,尤其当小脑下陷不满意时,术者观察根区效果差,容易遗漏责任血管。三叉神经痛、面肌痉挛、舌咽神经痛在治疗上应属于功能神经外科治疗学,在去除病因的同时应该最大限度地保留神经的生理功能,内镜外科技术是微侵袭手术的代表,利用内镜的多角度与放大功能,能从不同的角度很好地观察根区,使手术盲区几乎不存在,不易遗漏责任血管,并能很好地保护脑组织及神经。内镜下操作可减少对脑组织的刺激和对神经的牵拉,能更清晰地分离神经周围的蛛网膜,避免损伤滋养血管,减少神经功能的丧失。

　　像其他技术一样,内镜技术并不是适用于所有的桥小脑角疾病,医师应该掌握好手术适应证,进行充分的训练,做好操作流程设计,并对各种可能发生的意外及并发症做好预案,以保证手术的完美成功。我们深知内镜是桥小脑角手术的重要工具之一,近些年来我们的研究基本上是围绕着内镜的应用技术方法展开的,因此我们将本书内容定位于以手术技术为特色和重点。要讲清技术特色,离不开相关的解剖图片,因为尸头解剖图片有一定的变形失真,为此我们选用了 343 幅我们自己临床手术的病例资料图片,配以简要的文字说明,让读者按图片理解手术进程,同时减少了全书的文字使用,防止冗长繁琐的文字描述,易于读者的理解。

　　书中的主体内容是根据我们的工作经验与体会来书写完成的。内镜外科技术仍在不断发展中,本书中的一些技术方法也需要面对未来的挑战与进一步验证,还可能会有不同程度的缺点与错误,愿与同道共同商榷,再版时予以完善和改进,共同推动桥小脑角内镜手术技术持续发展。希望本书能给读者带来实际应用价值。

李光华　梁继锋

2016 年 5 月于威海光华医院

目　录

第一章

概　论

第一节　疾病概念

第五、第七到第十一对脑神经,即三叉神经、面神经、前庭蜗神经、舌咽神经、迷走神经、副神经,所涉及的疾病有:三叉神经痛、面肌痉挛、眩晕症、舌咽神经痛、痉挛性斜颈、神经性高血压、糖尿病、三叉神经炎、面瘫、亨特综合征、桥小脑角肿瘤(脑膜瘤、听神经瘤、胆脂瘤、神经瘤)等。本书描述的重点是内镜下神经减压手术,主要是三叉神经痛、面肌痉挛、舌咽神经痛和桥小脑角肿瘤。

一、三叉神经痛(trigeminal neuralgia,TN)

三叉神经痛是临床上常见的头面部疼痛性疾病,发病年龄 6~97 岁,多发生于中老年人,女性略多于男性,其发病侧别右侧略多于左侧。该病的特点是,在头面部三叉神经分布区域内,发生反复发作的电击样、刀割样、烧灼样,撕裂样等难以忍受的剧烈疼痛。通常无预兆,间歇期完全正常。疼痛部位:不超出三叉神经分布范围,常局限于一侧,多只累及三叉神经的一到两个分支,以一侧的第二、三支最常见,约占 95%,疼痛以面颊、上下颌及舌部最明显。其次为单独的第三支为常见,而单独第一支疼痛最少见。通常发作持续时间短,每次发作仅数秒钟至 1~2 分钟或更长,疼痛的消失也很突然。可有间歇性,也可连续发作。多有完全无痛期。部分患者伴有血管 - 植物神经症状:发作严重时患侧脸红、出汗、瞳孔散大、流泪、鼻黏膜充血、流鼻涕、唾液分泌增多,患侧皮肤温度增高、肿胀。若病程较久且发作频繁者,可出现营养障碍性改变,如局部皮肤粗糙、眉毛脱落、角膜水肿和透明度下降,有时产生麻痹性角膜炎。

三叉神经痛的发作绝大多数有明显的诱因。常见的诱发因素有:咀嚼动作、刷牙、洗脸、剃胡须、说话、打哈欠、打喷嚏、张嘴、笑、舌头活动、饮水、进食、面部被风吹、机械刺激、光、声刺激等。三叉神经痛绝大部分为单侧,表现为一侧面部发作性剧烈疼痛,疼痛范围可向同侧额、耳廓、耳后部放射,但不会越过中线。有少部分三叉神经痛患者表现为双侧面部疼痛。患者痛苦不堪,严重危害人类的身体健康,影响患者正常的工作和生活。

扳机点:在三叉神经解剖分布范围内,某个区域或某个点特别敏感,稍加刺激即可引发疼痛发作,疼痛从此点、区域开始,向面部其他部位放射。凡能引起疼痛发作的部位,称之为诱发区,亦称"扳机点"或"触发点"。扳机点多位于上下唇、鼻翼、鼻唇沟、牙龈、嘴角、面颊、舌、眉等处。

二、面肌痉挛

面肌痉挛又称半面痉挛(hemifacial spasm,HFS),也叫偏侧面肌痉挛,是指一侧面部肌肉阵发性不自主抽搐。开始为一侧眼睑跳动,逐渐由上向下可扩展到半侧面肌,表现为眼睑紧闭,口角歪斜,严重可累及颈肩部肌群。这种不自主痉挛,自己不能控制,情绪紧张、过度疲劳可诱发或使病情加重。一次抽搐短者数秒,长者数分钟,间歇期长短不定,发作时患者心烦意乱,视物不清,偶有面部酸痛、鼻塞和头痛者。一般睡眠中不发作,但也有少数患者于睡眠中仍有抽动。部分患者伴有发作性耳鸣,应该与镫骨肌痉挛有关。随着病程进展,痉挛发作频率越来越频繁。双侧面肌痉挛者甚少见。面肌痉挛发作间歇期,患者可无任何不适。HFS虽无生命危险,但不自主抽动的面容严重妨碍患者的社交生活和心理健康,甚至对一些年轻患者的婚姻、工作、生活等带来不利影响。加上病程迁延,多方求医,经受了各种药物治疗或者肉毒素注射等治疗,使部分患者长期处于精神高度紧张和情绪烦躁状态,严重影响其生活质量。

三、舌咽神经痛

舌咽神经痛(glossopharyngeal neuralgia,GN)临床上根据疼痛的部位可以分为两种类型:①疼痛始于咽侧壁、扁桃体窝、软腭及舌后 1/3,向耳部放射;②疼痛始于外耳、外耳道深部及腮腺区、或介于下颌角与乳突之间,很少放射到咽侧。前者为临床最常见,后者相对少见。偶尔疼痛仅局限在外耳道深部,这是病变只影响到舌咽神经的鼓支之故。

疼痛可因吞咽、讲话、咳嗽、打呵欠、喷嚏、压迫耳屏、转动头部或舌运动等刺激诱发,多骤然发生。呈阵发性电击样、刀割样、针刺样、烧灼样剧烈疼痛,一般持续数秒至数分钟,每天发作从几次到几十次不等,总的趋势是发作越来越频繁,持续时间越来越长,常有历时不等的间歇期。疼痛发作时患者低头不语,尚伴大量唾液分泌或连续不断的咳嗽,可伴有面红、出汗、耳鸣、流泪、血压升高、眩晕,偶伴有心律失常如心动过速、过缓、甚或短暂停搏以及低血压性昏厥等症状。在外耳道、舌根、咽侧壁及扁桃体窝等处可有"扳机点",刺激时这些"扳机点"即可发病,故患者不敢吞咽、咀嚼、说话和做头颈部转动等。疼痛亦可放射至颈肩部。双侧舌咽神经痛者却极为罕见。神经系统检查常无异常发现,是此病的一个特征。

根据疼痛发作的性质、部位和特点不难做出本病的临床诊断。有时为了进一步明确诊断,可刺激外耳道、舌根、咽侧壁及扁桃体窝的"扳机点",若能诱发疼痛则可验证。另有丁卡因试验,用 1% 丁卡因喷雾表面麻醉咽后侧壁、扁桃体窝等处,如能使疼痛发作停止并持续一段时间,则足以证实诊断无误。如果经喷雾 1% 丁卡因表面麻醉后,舌及咽部的疼痛虽然消失,但耳部疼痛却仍然如前,则可封闭颈静脉孔,若能收效,说明不仅为舌咽神经痛而且有迷走神经的耳后支受累。呈持续性疼痛或有阳性神经体征的患者,应当考虑为继发性舌咽神经痛,如桥小脑角肿瘤,应作进一步检查明确病因。

第二节　病　　因

三叉神经痛、面肌痉挛、舌咽神经痛的病因和发病机制,虽尚未有统一认识,而从现代医学来看,国内外大多数学者们的文献报道中,认为三叉神经痛、面肌痉挛、舌咽神经痛的发病机制是一种致伤因素。桥小脑角区域三叉神经、面神经、舌咽神经根无髓鞘,而迂曲异位血管的压迫、增厚的蛛网膜、桥小脑角肿瘤的压迫等,导致神经根受到刺激可诱发异常放电。为此,在三叉神经痛、面肌痉挛、舌咽神经痛发作时,中枢神经和外周神经分别参与了神经异常冲动的产生和传递。根据现代从临床实践、动物实验和病理检查结果看,对三叉神经痛、面肌痉挛、舌咽神经痛的病因和发病机制,综合各学者们的论点,有以下几种学说:

1. 血管压迫学说(Vessel Compression)　三叉神经痛、面肌痉挛、舌咽神经痛的血管压迫学说,是指三叉神经的感觉根、面神经、舌咽神经的桥小脑角段受到异位、畸形血管的压迫和(或)牵拉而导致神经产生异常冲动,从而在临床上表现为三叉神经痛、面肌痉挛、舌咽神经痛。通过观察神经解剖,我们发现上述脑神经只有在出颅后才有蛛网膜延伸形成的包膜,而在桥小脑角区域均无神经包膜,故此区域的神经极易受到异常刺激产生异常神经冲动。近年来开展的神经血管减压术中,发现三叉神经痛、面肌痉挛、舌咽神经痛患者小脑上动脉、椎基底动脉或小脑后下动脉压迫于神经根,解除压迫后症状缓解,这些可以作为三叉神经痛、面肌痉挛、舌咽神经痛病因可能与血管压迫有关的循证医学依据。

当神经纤维之间发生"短路"时,轻微的刺激即可通过短路传入中枢,中枢传出的冲动也可通过短路再传入中枢,这些冲动达到一定总和时,即可激发神经节及神经根而产生异常冲动,表现为剧烈疼痛、痉挛。

1934 年 Dandy 首先报道了三叉神经痛患者的桥小脑角的解剖和病理异常发现,并在当时未用手术显微镜的条件下,发现由动脉袢压迫感觉根占 30.7%;静脉压迫者占 14%。自 20世纪 60 年代 Gardner 等提出,由于脑底动脉和小脑上动脉的异常分支压迫三叉神经感觉根,是引起三叉神经痛的重要原因之一。1963 年 Keer 又提出一根柔和的、永久跳动的动脉,对三叉神经腹侧部的压迫,可能是引起三叉神经痛的原因。综上理论,1967 年 Jannetta 采用三叉神经根减压术,即在三叉神经根与压迫神经根的血管之间,放置一小块海绵,结果使疼痛得以缓解。他同时指出,这类压迫三叉神经根而引起神经痛的血管,多是扭曲、硬化的小动脉,并由于动脉硬化症的进展,有可能增加三叉神经痛发作的频率和程度。1976 年 Jannetta又在以上理论的基础上,将原手术方式进行了改良,从而开展了显微外科技术,进行显微血管减压术,并以后相继开展、报道了该手术方式,证明该术式治疗所谓"原发性"三叉神经痛有较好的效果。20 世纪 70 年代以后,随着显微神经外科技术的广泛开展,在三叉神经痛的手术方式治疗中,有人提出接近原因疗法的术式可称为 Jannetta 术式。近几年来一些临床外科医师,在手术中对三叉神经痛患者的桥小脑角,作了仔细的显微外科解剖观察,发现在多数病例中,有不同的血管对三叉神经感觉根,尤其对三叉神经入根区造成不同形式的接触和(或)压迫,如 1999 年刘学宽等报道手术治疗三叉神经痛 1220 例分析,亦进一步证明了血管压迫学说这一论点。根据国内外学者从基础理论医学和临床医学的观察研究结果来看,血管压迫三叉神经感觉根,是引起三叉神经痛的主要病因之一。

HFS 是由于面神经出脑干区存在血管压迫所致。临床资料表明:在导致 HFS 的血管因素中以小脑下前动脉(abterior inferior cerebellar artery,AICA)及小脑下后动脉(posterior inferior cerebellar artery,PICA)为主,而小脑上动脉(superior cerebellar artery,SCA)次之。已知 SCA 发自于基底动脉与大脑后动脉交界处,走行最为恒定,而 PICA 和 AICA 则相对变异较大,因而易形成血管襻或异位压迫到面神经;另外内听动脉及其他变异的大动脉如椎动脉、基底动脉亦可能对面神经形成压迫导致 HFS。近几年研究表明:HFS 是由于动脉的搏动性压迫所致,且上述血管可两者或多者对面神经形成联合压迫,这也增加了手术的难度,在一定程度上影响了 HFS 手术的预后。

舌咽神经痛患者则是由椎动脉或 PICA 压迫于舌咽及迷走神经根所致。

2. 肿瘤压迫引起三叉神经痛、面肌痉挛、舌咽神经痛　近几年来通过临床实践和研究,特别是随着影像学的发展和神经显微外科技术的应用,对继发性桥小脑角疾病的病因、发病机制和病理的认识有了更深入的了解和提高。发现桥小脑角脑神经系统的所属部位或邻近部位的各类、各种病灶的刺激或压迫,均可引起三叉神经痛、面肌痉挛和舌咽神经痛等。其中就包括颅底和(或)桥小脑角的各种肿瘤,如:脑膜瘤、听神经瘤、原发性胆脂瘤、血管瘤。其原因可能是由于:①占位导致正常血管移位,使血管移位压迫到三叉神经、面神经、舌咽神经;②占位对神经的直接压迫;③占位本身为异常血管如动静脉畸形、动脉瘤等。此类患者症状多较重,同时可有部分神经麻痹症状。

3. 桥小脑角神经根区域蛛网膜粘连增厚　因各种有或没有临床表现的颅内炎症导致神经根周围产生炎性渗出,使蛛网膜粘连增厚,尤其脑膜炎、蛛网膜下腔出血的患者更易引起神经与周围发生粘连。此种原因单独存在的情况极其少见,多与血管压迫因素同时存在,神经根部受增厚蛛网膜的粘连,动脉血管也受其粘连发生异位而固定于神经根部敏感区,致使神经受压和冲击而缺乏缓冲余地。神经根部与附近血管紧贴现象是本病的解剖学基础。而蛛网膜增厚粘连是病理学基础。即神经根周围的血管因蛛网膜粘连增厚而对神经形成压迫或压力增加,临床上表现为三叉神经痛、面肌痉挛、舌咽神经痛等。

4. 家族遗传学说(family-hereditorry theory)　1991 年国内孟广远报道家族性三叉神经痛,一个家庭兄弟姊妹 7 人,其中 6 人患有三叉神经痛,而其中 2 人患双侧性疼痛。另有一个家庭中,母亲及 6 个孩子中的 3 个孩子患有三叉神经痛,其中 2 人为双侧性疼痛。从而认为三叉神经痛可能与家族遗传有关。1914 年 Patrick 首次报道 8 例家族性三叉神经痛(familial trigeminal neuralgia,FTN)的临床发病情况,他提出 FTN 并不受遗传的影响。1985 年 Dicorato 等认为 FTN 的遗传模式可能是常染色体显性遗传。1999 年 Duff 等则认为 FTN 的发病可能与 X 链或线粒体遗传有关。2001 年 Fleetwood 等也认为 FTN 可能是常染色体显性遗传,对 FTN 患者在髓鞘形成方面进行深入研究,可能可以证实其发病的基因基础。总之其确切的相关基因仍未被确认。

小 结

近年来,国内外学者报道血管压迫率为 85.8%~95.5%,我院病例除肿瘤外责任血管发现率为 99.7%,结果差异可能与选择手术方式、显露根区不全及术者研究的血管压迫标准不同有关。在三叉神经、面神经、舌咽神经出脑桥 2~3mm 处和根周 3mm 脑桥表面为中枢神经与周围神经的移行区,称为敏感区。从本组患者中发现,有些患者不止一条血管贴附神经,小脑动脉分支呈袢状贴附于远离神经根区的往往不是责任血管,与入根区(敏感区)有粘连或在面神经根下方的血管则更有意义。我们认为责任血管是指压迫三叉神经、面神经、舌咽神经根敏感区的动脉,贯穿第七、八脑神经之间的血管不是责任血管。因此寻找责任血管减压神经主要在敏感区,尤其是小脑与脑桥之间神经出脑桥区的周围,手术中甚至可将小脑半球向外牵拉,以更好观察神经根区。内镜外科技术是临床医学的重大进步,成为微侵袭手术的代表。将内镜技术引入术中,利用内镜的多角度与放大功能,能从不同角度很好地观察根区,消除视野死角,不易遗漏责任血管。

我们同意大多数学者的观点,即血管压迫是引起三叉神经痛、面肌痉挛、舌咽神经痛诸多病因中的一个必要的解剖条件,而蛛网膜粘连则是病理条件。

高血压动脉硬化可能是诱发血管压迫导致三叉神经痛、面肌痉挛、舌咽神经痛的重要因素。血管压迫引起的三叉神经痛、面肌痉挛、舌咽神经痛多发生于40岁以上者。因而,30岁以下发病的患者,可能提示桥小脑角内存在神经刺激性病变的可能,如先天性胆脂瘤(表皮样囊肿)、血管瘤、听神经瘤、脑膜瘤及蛛网膜囊肿等。有学者对30例面肌痉挛患者的血清及脑脊液微量元素进行了测定,发现所有患者血清内钙、镁离子均明显减少,从而提出血管压迫致病,必须在钙、镁离子减少的微环境中才能激惹发病。

第二章

桥小脑角手术的影像学检查

根据三叉神经痛、面肌痉挛、舌咽神经痛、桥小脑角肿瘤等疾病的病因,桥小脑角手术影像学检查的主要目的是查找疾病的发病原因,判断责任血管及责任血管与神经的位置关系,查找颅骨及颅后窝畸形,为手术做准备。颅内继发性三叉神经痛病变的影像学检查见第九章,本章重点描述神经与血管的影像学特点。

第一节　CT 检查

CT(Computed Tomography)检查简便、迅速、安全、无痛苦。图像是断层图像,空间分辨率高,解剖关系清楚,病变显示良好,诊断准确率较高。是最常用的检查方法。

CT 检查常用的体位和方法:继发性三叉神经痛和面肌痉挛的病变多为来自颅中窝、颅后窝的占位性病变,颅脑 CT 检查常取仰卧位,颅后窝扫描基线多为听眉线(即眉毛上缘中点与外耳道连线)。两侧应对称,从基线向上扫描至三脑室部通常采用 5mm 层厚连续扫描。一般先行 CT 平扫,然后注射造影剂进行增强扫描。CT 不能显示神经,而且颅底部结构复杂,伪影较多,普通 CT 扫描方法容易造成漏诊或误诊,因此当患者以三叉神经痛或面肌痉挛来做 CT 检查时,除常规扫描外,还应加做一些特殊方法的 CT 扫描。如:

1. 薄层扫描技术　薄层扫描技术是指层厚在 5mm 以下的扫描,它可以细致观察颅底的卵圆孔等骨性结构的细节。目前,该项扫描方法被常规用作鉴别引起原发性或继发性三叉神经痛或面肌痉挛的疾病。

2. 重叠扫描技术　重叠扫描技术是指在进行 CT 扫描时,检查床移动的距离小于受检部位的层面厚度,其中部分图像的数据是重叠的,这种方法可以减少部分容积效应的影响,从而减少了小病灶的漏诊率。

3. 高精度扫描技术　高精度扫描技术需要能进行高精度扫描的设备,探测器收集的数据越多则所得图像就越清晰,当病变区需要用高分辨率图像显示时,可采用此种方法扫描。但该种扫描技术需要较大的电流,较长的扫描时间和特殊的数学算法。

4. 增强扫描　当平扫发现病变或临床症状明显而平扫无异常发现时,而为了找到较小的病变或明确病变性质需进行增强扫描。

(1) 增强扫描方法:现在一般均用高压注射器将 60~100ml 含碘造影剂(儿童为 2ml/kg),

以 2~4ml/s 的速度经肘前静脉快速注射。当注射至 15 秒钟左右时开始扫描。如病灶为动脉瘤或血管畸形时,应采用 CT 血管造影(CTA)进行检查,其方法为:快速注射造影剂(3~4ml/s),当受检部位靶血管造影剂浓度达到高峰期间时进行连续快速容积扫描,并以三维(MIP)方式重建靶血管立体影。该图像在 CT 机或工作站上可进行任意角度的旋转和倾斜,以使病灶显示得更清晰。CTA 可显示动脉瘤、动—静脉畸形,也可发现血管狭窄,同时还可显示磁共振血管造影不能显示的血管壁上的钙化斑块。还能明确颅内肿瘤与血管的关系,如血管受压、移位及侧支循环形成等,亦可部分显示肿瘤滋养动脉。有利于术前肿瘤的准确定位及手术方式的制定。

(2)副作用及并发症的处理:由于造影剂中含有碘,它具有一定的副作用,可以出现恶心、呕吐、荨麻疹、喉水肿、血压下降甚至休克或死亡。因此强化前要做碘过敏试验,即使阴性者仍有 0.1%~0.3% 的患者可能发生过敏反应。故应做好防范和抢救措施,注药期间如有过敏症状者应立即停止注射,并应给予抗过敏及对症治疗。

第二节 磁共振检查

磁共振成像(Megnetic Resonance Imaging,MRI)是利用原子核在磁场内共振所产生信号,经重建成像的一种成像技术。用特定频率的射频脉冲进行激发,作为小磁体的氢原子核吸收一定量的能量而共振,即发生了磁共振现象。停止发射射频脉冲,则被激发的氢原子核把所吸收的能量逐步释放出来,其相位和能级都恢复到激发前的状态。这一恢复过程称为弛豫过程,而恢复到原来平衡状态所需的时间则称之为弛豫时间。有两种弛豫时间,一种是自旋 - 晶格弛豫时间,又称纵向弛豫时间,反映自旋核把吸收的能量传给周围晶格所需要的时间,也是 90° 射频脉冲质子由纵向磁化转到横向磁化之后再恢复到纵向磁化激发前状态所需时间,称 T1;另一种是自旋 - 自旋弛豫时间,又称横向弛豫时间,反映横向磁化衰减、丧失的过程,也即是横向磁化所维持的时间,称 T2。TR(repetition time):又称重复时间,MR 的信号很弱,为提高 MR 的信噪比,要求重复使用同一种脉冲序列,这个重复激发的间隔时间即称 TR。TE(echo time):又称回波时间即射频脉冲放射后到采集回波信号之间的时间。

磁共振检查在诊断三叉神经痛面肌痉挛及舌咽神经痛中的价值:

1. 磁共振常规 SE 序列可以较好地显示引起继发性三叉神经痛、面肌痉挛及舌咽神经痛的桥小脑角占位性病变。发生于桥小脑角区常见的肿瘤有听神经瘤、表皮样囊肿、三叉神经瘤及脑膜瘤等(详见第九章)。

2. 磁共振 3D-TOF 成像技术能清晰显示三叉神经、面神经、舌咽神经与邻近血管之间的解剖关系,可以明确三叉神经、面神经及舌咽神经干是否受迂曲动脉血管压迫或与其相接触。磁共振 3D-TOF 成像检查方法采用头部正交线圈平扫,利用 3D-TOF 扫描程序,根据脑干正中矢状面常规 T1WI,于脑桥中段水平三叉神经根的行径及桥延沟水平面、面神经行径(三叉神经、面神经、前庭蜗神经、舌咽神经与脑干长轴成角范围 95°~110°),作三叉神经、面神经及舌咽神经横断面扫描。常规 SE 序列图像虽然能较好显示三叉神经及面神经、前庭蜗神经、舌咽神经,但由于存在血管流空效应,其周围血管呈低信号不易显示,对由于因血管压迫引起的三叉神经痛及面肌痉挛,磁共振常规 SE 序列常无法明确诊断。而临床出现三叉神经痛、面肌痉挛及舌咽神经痛症状的患者中,磁共振 3D-TOF 成像约有 80% 的患者可以显示有血管压迫神经和接触征象,从影像学角度也说明了三叉神经痛、面肌痉挛及舌咽神经痛与血管压迫接触有关。所以磁共振 3D-TOF 成像作为一项新的影像学检查技术,为三叉神经痛、面肌痉挛、舌咽神经痛的患者在临床定位、定性诊断和治疗方面提供了可靠的依据。磁共振 3D-TOF 成像检查中三叉神经、面神经、前庭蜗神经、舌咽神经与周围血管关系的判断标准:

(1) 压迫关系:神经根与邻近血管之间的最短距离小于此血管的管壁厚度,或神经血管接触部位示神经根有压迹改变。

(2) 接触关系:神经根与邻近血管之间的最短距离等于此血管的管壁厚度。

(3) 无接触关系:神经根与邻近血管之间的最短距离大于此血管的管壁厚度。

具体病例中的神经与责任血管的关系(图 2-1~图 2-8):

例 1

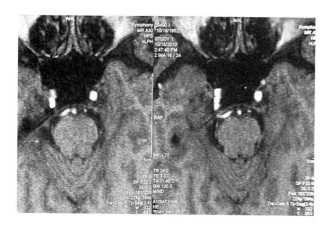 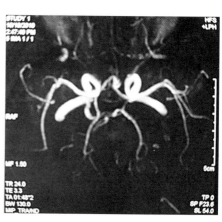

图 2-1　右三叉神经痛　　　　　　　　　图 2-2　右三叉神经痛

例 2

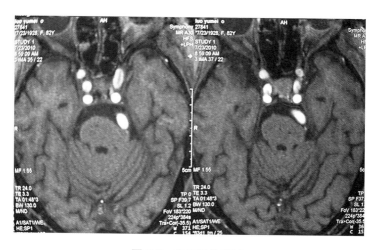

图 2-3　左三叉神经痛

例 3

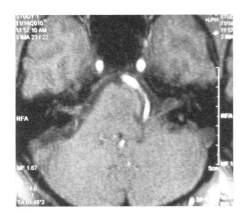

图 2-4　左面肌痉挛

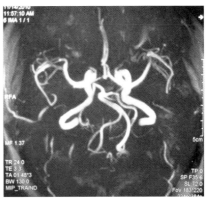

图 2-5　左面肌痉挛

例 4

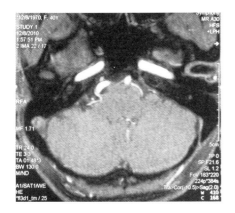

图 2-6　右面肌痉挛

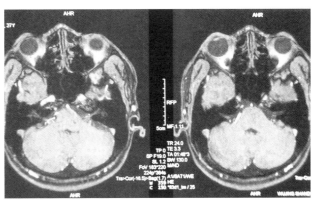

图 2-7　右面肌痉挛

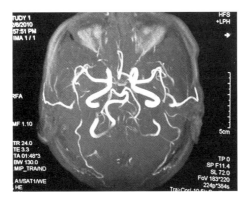

图 2-8　右面肌痉挛

但磁共振 3D-TOF 成像对三叉神经痛、面肌痉挛及舌咽神经痛患者检查也有一定的限度,可以出现假阳性率及假阴性率,主要的原因可能是:①三叉神经根及面听神经邻近的小血管祥环绕神经走行,磁共振 3D-TOF 成像时可造成假阳性;②少数三叉神经痛及面肌痉挛患者是由于静脉压迫所致,而磁共振 3D-TOF 成像对静脉通常不显示,可以出现假阴性;③3D-TOF 成像技术的有限性及在判断是否有神经血管接触关系上存在一定的主观因素。

当然,血管与神经的关系最终需要在手术中验证。

第三章

内镜下神经血管减压手术应用解剖

桥小脑角(cerebellopontine angle,CPA)的前界是颞骨岩部、岩上窦、三叉神经;外侧面是颞骨锥体背面、内耳孔和乙状窦;上方是小脑幕及小脑幕裂孔;内后面是小脑半球的侧面;下方是舌咽、迷走、副神经,并有小脑后下动脉发出的小动脉分支与之伴行。

第一节 桥小脑角的脑池

CPA 内的脑池主要有小脑脑桥池、小脑延髓侧池、脑桥前池。这组脑池的尾端与延髓前池相通,喙背方与小脑池、四叠体池和环池相连。池内的神经和血管在穿出池壁时与蛛网膜粘连紧密。

1. 脑桥小脑池(cerebellopontine cistern, 又称上小脑脑桥池 superior cerebellopontine cistern) 呈略圆的三角形,左右各一。其后内侧附着在桥延沟处的脑桥上,内侧附着在脑桥外侧面。上界在小脑幕孔下方与环池共壁;下界与侧小脑延髓外池的蛛网膜相隔;外侧沿着颞骨的岩后部进入内听道和 Meckel 腔;后方是小脑半球前方的四方叶和上半月叶。小脑绒球在该池的正后方。

脑桥小脑角池内有小脑上动脉、小脑前下动脉,如果是独立支,可有内听动脉,三叉神经、面神经、前庭蜗神经和外侧桥中脑静脉。岩上静脉(Dandy 静脉)位于池外,若该静脉靠内侧,则位于脑桥小脑池上壁与三叉神经隐窝之间。

2. 小脑延髓侧池(lateral cerebellomedullary cistern,又称脑桥小脑下池 inferior cerebellopontine cistern) 位于延髓的前外侧。前上界是桥延沟。舌咽神经、迷走神经、副神经颅内段上覆盖着蛛网膜,与后方的枕大池,上方的脑桥小脑池分开。在腹侧,延前池相隔的蛛网膜薄而不清晰。该池上至桥延沟,下至枕大孔,侧方沿着枕骨带着短袖套进入颈静脉孔和舌下孔伴随相应的神经。该池内有椎动脉,小脑后下动脉起始部,橄榄后静脉和外侧延髓静脉以及舌咽、迷走、副、舌下神经。

3. 脑桥前池(Prepontine cistern) 位于脑桥的前面和斜坡之间,包绕着基底动脉。从桥前池到脑桥小脑池蛛网膜纤维包绕小脑后下动脉,小脑后下动脉的上缘平面是与脚间池的分界;桥前池的两侧是脑桥小脑池的内侧蛛网膜壁;该池的下缘是在桥延沟增厚的蛛网膜,双侧椎动脉在此汇合成基底动脉。该池内有基底动脉、小脑前下动脉起始点及展神经从脑桥到 Dorello 管之间的全部游离段。

第二节 桥小脑角的动脉

1. 椎动脉（vertebral artery，VA） 椎动脉穿出寰椎横突孔后，穿过寰枕筋膜，经枕大孔进入颅后窝。在颅内，位于小脑延髓外侧池内，沿着延髓舌下神经根出脑干处的下方，向前内走行。在桥延沟与对侧椎动脉汇合成基底动脉。桥前池与基底动脉之间是桥延沟处增厚的蛛网膜纤维。

2. 基底动脉（basilar Z，BA）始于桥前池内双侧椎动脉的汇合处，在脑桥表面的浅沟内上行。其远端在鞍背水平进入脚间池，在此分成双侧的大脑后动脉。随年龄的增长，基底动脉会更迂曲延长，分叉水平更高，甚至侵及第三脑室后部。

具体的分支动脉：

1. 小脑后下动脉（posterior inferior cerebellar artery，PICA）是椎动脉最大的分支。多起自椎动脉汇合下 14~16mm 处延髓前池内，向外绕过小脑延髓侧池内的橄榄体下极，向上至舌下神经出脑干处；然后转向尾侧，在前方舌下神经根与后方舌咽神经、迷走神经、副神经之间通过，位于延髓外侧面和小脑二腹叶之间，发出细小分支到延髓的外侧和后外侧。继续下行成一尾襻，绕过小脑扁桃体进入枕骨大孔。

2. 小脑前下动脉（anterior inferior cerebellar artery，AICA），是到达小脑的最大基底动脉分支，其直径、走行与在基底动脉的发出部位有关，两侧多不相同。自基底动脉的发出形式一般以单干者多（58%）、双干（20%）、三干（20%）、缺如（2%）。向外侧行走，在 CPA 内参与形成一血管襻，襻顶位于内耳门处约 20%~27%，突入内耳道约 34%~40%，其余远离内耳门，与内耳道无关。动脉与面神经、前庭蜗神经的解剖关系：位于面神经、前庭蜗神经之间（44%）、位于两神经腹侧（36%）、呈襻状围绕两神经（10%）、位于两神经背侧（3%~10%）。供应面神经、前庭蜗神经和内耳的内听动脉多数为 AICA 的分支，其次来源于 BA 和 PICA。AICA 在脑桥的腹侧面走行，到达小脑半球的前面，并在此处与 PICA 及 SCA 形成各种吻合交通。AICA 的走行有三种不同类型：①前位型，占 60% 左右，AICA 在内耳道Ⅶ、Ⅷ脑神经之间或在Ⅷ脑神经之下形成动脉襻，在襻的顶部发出内耳道的主要动脉——内听动脉，然后出内耳道向腹侧行进，在形成动脉襻之前，发出两到三个细小的小脑动脉，有时 AICA 可发生变异，形成可穿至内耳道底的动脉环。②中位型，占 20% 左右，AICA 发出一向后的分支，然后在距离内耳道口附近形成一动脉襻，此襻可位于Ⅶ、Ⅷ脑神经之间或在Ⅷ脑神经之下，在动脉襻处发出内听动脉进入内耳道。③后位型，占 20% 左右，AICA 从下面呈交叉状跨越Ⅶ、Ⅷ脑神经束，在与神经交叉处发出小脑内听动脉，再向前及腹侧行进。

在 AICA 的行程中也发出一些小的分支，其大小与数目不恒定，到达桥延沟侧面的髓窝及桥臂。也有一些小的未命名的血管直接由基底动脉的下部发出。AICA 有两个分布区域：①血管近心端部分供应下脑桥的侧区及侧臂，在横过Ⅶ、Ⅷ脑神经之后供应桥臂及脑桥下 2/3 被盖区。②AICA 发出的某些小的穿通支与Ⅶ、Ⅷ脑神经进入脑桥，供应延髓上 1/3 及下脑桥，包括面神经核、前听神经核及Ⅶ脑神经的传导束、内侧丘系及中下小脑脚的重要部分。

这种十分密切复杂的血管与神经关系,在有限的 CPA 空间里,在进行三叉神经、面神经、舌咽神经等手术操作时,应该如何保护有重要的预防手术并发症的临床意义。

3. 小脑上动脉(SCA)　为基底动脉的另一主要分支,SCA 自基底动脉发出后,向外走行于三叉神经与滑车神经之间,供应小脑上半部分及部分脑干的血液,在多数情况下,SCA 分出 2 个分支,少数情况下为单支或 2 个以上分支。

4. 内听动脉(IAA),内耳道内的面神经、前庭蜗神经由内听动脉进行供血。内听动脉多位于Ⅶ、Ⅷ脑神经之间。Mazzoni 研究 100 例人尸头标本发现:IAA 起自 AICA 血管袢者占 80%,另 20%IAA 则起于桥小脑角血管网或 PICA。内听动脉直接起自基底动脉的情况极其少见。内听动脉可起于 AICA 的不同部位,常常是在血管离开桥臂并接近Ⅶ、Ⅷ脑神经时与之伴行进入内耳道,其分支不但供应内耳道的Ⅶ、Ⅷ脑神经、耳蜗、硬脑膜,也供应周围的骨性结构。

第三节　桥小脑角的静脉

脑干的静脉来于静脉丛,表现有不同的分布,一般脑干的静脉不直接引向静脉窦,而是流向脑干及小脑背面的静脉。颅后窝的静脉引流可分为三组:上或 Galenic 组、前或岩部组及后或天幕组。

上或 Galenic 组包括上小脑组与中央前小脑静脉,上蚓部静脉及上半球静脉及后间脑静脉的间脑分支、前脑桥间脑静脉、侧间脑静脉和四叠体静脉。

前或岩部组包括与脑干前面有关的静脉,纵向流注静脉如前脑桥间脑静脉及侧脑桥间脑静脉、前延髓静脉、侧脑桥静脉,本组包括半球小脑静脉及其属支。

后或天幕组包括上蚓部静脉和有关小脑半球静脉。

在桥小脑角中,前内侧静脉血流注入小脑静脉,再注入岩窦,称岩静脉,岩静脉对桥小脑角手术有重要意义,其解剖变异极大,在后面三叉神经痛手术及相关的章节中有详细的描述。

第四节　脑干复合体神经血管显微解剖

将桥小脑角区域分成三个复合体,对理解该区域解剖及手术有很大帮助,当然其划分是人为的,可以有少许交叉。

1. 上复合体内有中脑、小脑、中脑裂隙及小脑上脚、小脑天幕面、动眼神经、滑车神经、三叉神经及小脑上动脉。

2. 中复合体内有小脑前下动脉、脑桥、小脑中脚、小脑脑桥裂隙、小脑岩骨面、展神经、面神经及前庭蜗神经。

3. 下复合体内有延髓、小脑下脚、小脑延髓裂、小脑枕下面、舌咽神经、迷走神经、副神经及舌下神经、小脑后下动脉。

第五节　神　经　解　剖

1. 三叉神经　三叉神经(trigeminal nerve)是脑神经中最粗大的一对,为混合神经,大部分为一般躯体感觉纤维(传入纤维),小部分为特殊内脏运动纤维(传出纤维)。三叉神经感觉纤维大部分起于三叉神经节的假单极神经细胞,传导颜面、眼、鼻、口腔等的躯体感觉,小部分纤维起于三叉神经中脑核,主要传导咬肌的本体感觉。运动纤维起于脑桥的三叉神经运动核,穿行三叉神经半月节的深面,与三叉神经、下颌神经从卵圆孔出颅,支配咬肌、鼓膜张肌、腭帆张肌、二腹肌前腹和下颌舌骨肌。

半月神经节(semilunar ganglion)为最大的脑神经节,位于颞骨岩部尖端的三叉神经压迹处。细胞的中枢突组成眼神经、上颌神经,后外侧部组成下颌神经,分别由眶上裂、圆孔和卵圆孔出颅。

(1) 三叉神经根:三叉神经根(root of trigeminal nerve)于脑桥臂的根部出脑,由粗大的感觉根和较细的运动根构成。感觉根在后外方,三叉神经周围支在根内的排列顺序是:下颌神经位于外侧面,眼神经位于内侧面,上颌神经则居于二者之间。根丝与根丝之间有着广泛的吻合支。有的个体可有感觉副根或运动根与感觉根丝间的吻合支存在。三叉神经运动根:三叉神经根的运动纤维,由三叉神经运动核与三叉神经中脑核发出的纤维合并而成。运动根在感觉根的前内方,经小脑中脚的中部沿三叉神经感觉根的前内侧出脑桥。支配咬肌、鼓膜张肌、腭帆张肌、二腹肌前腹和下颌舌骨肌。

(2) 三叉神经核:三叉神经核分为感觉和运动两类,感觉核(sensory nucleus)上起中脑,下至颈髓,自上而下包括三叉神经中脑核、三叉神经上核、三叉神经感觉主核和三叉神经脊束核。三叉神经运动核位于脑桥中段被盖部,在三叉神经感觉主核的腹内侧,它的上、下界均略高于三叉神经脑桥核。

(3) 神经根与脑膜的关系:脑膜自外而内为硬脑膜、蛛网膜和软脑膜分三层。硬脑膜的颅底部分,与颅骨紧贴,难以分离。颅底通道较多,且其中许多通道是脑神经穿经之处,当它们穿经通道时,也将硬脑膜带出,后者与神经膜接续,甚至还可将蛛网膜、软脑膜一同带出颅外。

综上所述,三叉神经的第一、二支属感觉神经,第三支为混合性神经。三叉神经的感觉纤维分布于头面部的皮肤和黏膜,三主支间的界限大致与眼裂和口裂一致,各支间的分布区域很少重叠。此外,三主支都分出脑膜支,分布于硬脑膜。

2. 面神经、前庭蜗神经

(1) 面神经核:面神经包括中间神经包含四种纤维,分别与四个核柱相连。①特殊内脏运动核—面神经核;②一般内脏运动核—上泌涎核;③一般躯体感觉核—三叉神经脊束核;④特殊内脏感觉核—味觉核(孤束核上端)。上泌涎核、孤束核、三叉神经脊束核组成中间神经,与面神经根一起出入脑桥。

(2) 面神经的大体解剖:面神经是居于骨管中最长的神经。面神经感觉部分的中间神经始于膝状神经节,远侧支循鼓索神经到舌,司舌前 2/3 的味觉。副交感神经分泌纤维起源于上涎核,出脑干后并入中间神经,在膝状神经节内与运动纤维混合,最后经鼓索神经及舌神经至下颌神经节。至泪腺的副交感神经离开膝状神经节后形成岩大浅神经,经翼管神经、上颌神经及其颧支到达终点。运动纤维经内耳道至中耳乳突部后由茎乳孔出颅,途中其分支分布于镫骨肌、面颊肌、二腹肌后腹及茎突舌骨肌。支配额部和眼睑的面神经运动纤维源自双侧皮质中枢,故一侧核上部病变时,双侧额纹对称无消失。支配面部下 ⅔ 肌肉的神经纤维来自对侧的皮质中枢,在面神经核交叉,故一侧核上部病变时,对侧面肌下 ⅔ 麻痹。

根据面神经的行程及与颞骨的关系分为五段。①颅内段:又称桥小脑角段,长约 1.2~1.4cm,自桥延沟至内耳道口,此段无鞘膜,浸泡于脑脊液中。Ⅶ与Ⅷ脑神经在桥小脑角段紧密相连邻,面神经位于听神经之后内侧,乙状窦后入路手术时,见面神经隐藏在前庭蜗神经内侧。②内耳道段:长约 0.7~0.8cm,自内耳道口至内耳道底,位于前庭上支前方,亦无鞘膜,由延伸的脑膜包绕面神经、前庭神经及耳蜗神经。③迷路段:最短,长约 0.3~0.4cm,起自内耳道底的面神经管入口向外侧面斜行,到达内侧膝状体。此段有鞘膜包绕。④水平段:又名鼓室段,长约 0.8~1.2cm,起自膝状神经节,急转向后微向下行,经鼓室内侧壁,到达鼓室后壁。⑤垂直段:又名面神经垂直段,长约 1.5~2.0cm,自锥隆起之后,转向下为垂直段开始,自锥曲段至茎乳孔,垂直偏后走行与之形成 5°~35° 角。此段越接近茎乳孔,位置越浅。

面神经出茎乳孔后迂回向上向前约 105° 角达腮腺。在腮腺中首先分为上下两大支,然后再分为六个小支:颞支、上颧支、下颧支、颊支、下颌缘支及颈支,并形成复杂的分支及吻合网。此外还有许多小分支越过中线,分布到对侧小部分面部表情肌。颞骨内的主要分支有岩大浅神经、岩小浅神经、镫骨肌神经和鼓索神经。

面神经的鞘膜:面神经与三叉神经同属有髓神经纤维,面神经的鞘膜在不同部位来源不同,在骨管内为骨膜、内耳道内为硬脑膜、颈部则主要为筋膜,足以抵抗术中轻度的牵拉,是一种有效的保护。面神经从脑桥发出后,其根周围 3mm 和距根部 3mm 处缺乏神经膜细胞的包裹,其轴突是裸露的,临床上称此区为敏感区,也叫入根区(root entry zone,REZ)。

面神经的血液供应,见表 3-1。

表 3-1　面神经的不同部位及其血供

部位	动脉
颅内	小脑前下动脉
内听道内	内听动脉
膝状神经节	脑膜中动脉岩支
膝部至茎乳孔段	脑膜中动脉岩支与茎乳支的吻合支
颈部	枕动脉和耳后动脉
面部	枕、耳后、颞浅及面横动脉

3. 舌咽、迷走神经　舌咽神经为混合神经,含起于疑核的躯体运动纤维和终于三叉神经脊束核的躯体感觉纤维,以及起于下泌涎核的内脏运动纤维和终于孤束核的内脏感觉纤维,于延髓橄榄后上部出脑,舌咽神经在桥小脑角段极细,位于面神经下方,迷走神经上方,经颈静脉孔出颅,先在颈内动静脉之间下行,然后弓形向前经舌骨舌肌内侧到达舌根。舌咽神经分支有:鼓室神经、舌支、咽支、扁桃体支、颈动脉窦支。

迷走神经也是混合神经,于延髓橄榄后沟中部出脑,在桥小脑角段呈扇状,位于舌咽神经下方,副神经上方,经颈静脉孔出颅。

第四章

内镜下神经血管减压手术器械和手术室设置

第一节　手术室的设置

内镜技术已经成为许多手术微创操作的尖端技术之一,并逐渐在临床广泛开展。手术医师应该明确熟悉内镜手术室的基本设备和布局。

手术室多为百级或千级层流洁净手术室,如其他手术一样,手术床置于手术室中央,最好能采用带脚踏开关的电动手术床以方便摆放患者体位,并且能根据手术中要求变换不同体位。手术使用多功能头架固定患者头部,麻醉医师在健侧,手术者在患侧,器械护士在手术床的下半部分。内镜监视器、视频转换器、冷光源、高频电刀、双极电凝合并放在一辆器械车置于患者的头部健侧或上方,其距离要保证连接线的连接和消毒隔离要求,这些设备最好能安放在吊塔上,并且能够自由移动,以便向全体手术组成员提供最佳的观看角度,监视器放在器械车上也能达到相同的目的,但是这样会挤占手术室地面空间并移动不方便。另外需要考虑的是要采用数字图像技术记录整个手术过程。将视频转换器与电脑连接,并采用高分辨率打印机打印手术过程中的静态图像以便存档。

第二节　基本手术器械

内镜手术外科已经近100年的历史,手术器械也在不断的革新与完善。膀胱镜、腹腔镜、宫腔镜、鼻内镜、胸腔镜、神经内镜等逐渐在动物模型中、临床上使用,随着视频监视系统的引入,摄像头的数字图像捕捉系统逐步升级,为手术医师提供了更清晰的手术视野。桥小脑角内镜手术是近10年才发展起来的一项新兴手术技术,在本节中,我们将综合讲述桥小脑角内镜手术所需的基本器械及其独有的特殊器械。

1. 桥小脑角内镜　我们进行桥小脑角内镜手术选择的是硬质4mm内镜,长约25cm,有0°、30°、70°三种角度(图4-1),配有标准镜头可与标准摄像头接口(图4-2)及监视系统相连,另有内镜固定支架(图4-3)可将内镜、摄录系统和冷光源导光束(图4-4)固定于手术台上,

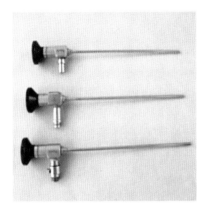

图 4-1 内镜

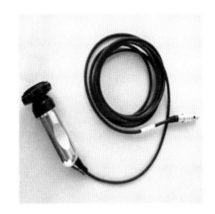

图 4-2 摄像头及连接线

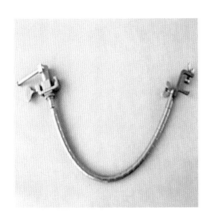

图 4-3 内镜固定支架

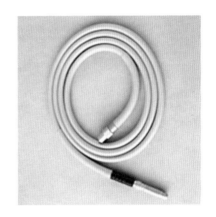

图 4-4 冷光源导光束

以便双手操作。

桥小脑角内镜常用的光源有卤素灯和氙气灯，其中氙气灯比卤素灯的亮度更高，光亮度直接影响着图像质量，尤其在三叉神经、面神经内侧的脑干表面。我们采用的硬质桥小脑角内镜通过多个柱状凸透镜直射成像，图像透过摄像机采集，然后图像数据传输至图像处理器，经处理后，显示在监视器的屏幕上，当然监视器分辨率的高低影响着图像的清晰程度。

理想的桥小脑角内镜系统应配备有计算机管理系统(图 4-5)，包括计算机内镜图像管理软件和多媒体图文系统。通过图像管理软件将手术中的内镜数据收集并形成一个图文数据库。通过多媒体图文系统可进行手术展示和图像处理，形成电子病历，进行手术总结、教学与学术交流。另外在数据库的支持

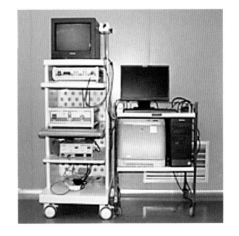

图 4-5 显示器、图像转换系统、冷光源、高频电刀、双极电凝、计算机、打印机

下,可进行详尽的检索和统计处理,并具备网络功能,全面支持医院网络系统和远程会诊。计算机管理系统因连接线路复杂,应单独使用一辆电脑车。

2. 细吸引器管(图 4-6) 手术空间狭小要求进入手术野的所有器械均要纤细,以保证不必要的副损伤。吸引器管外径的粗细在 2~3mm 之间,即可满足手术要求,一般也不会影响手术视野。

3. 显微剪刀(图 4-7) 显微剪刀主要用于桥小脑角蛛网膜的分离,因此处蛛网膜内有滋养血管,而蛛网膜又与神经相连,为防止副损伤,蛛网膜的分离采用锐性分离的方法比较适宜。

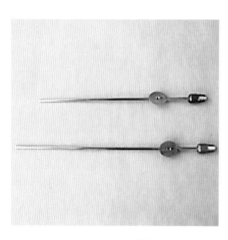

图 4-6　吸引器管

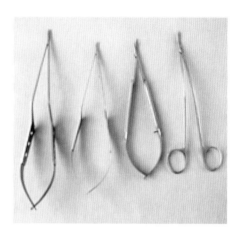

图 4-7　显微剪刀

4. 神经钩(图 4-8)、神经分离子(图 4-9) 神经分离子在分离神经时,可引起较少的损伤。神经钩有两种,常规为直杆的,我们根据手术要求设计出枪状的神经钩,使用起来很顺手。

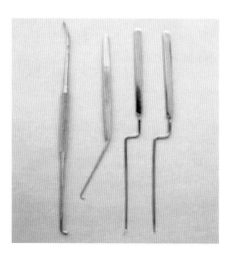

图 4-8　神经钩

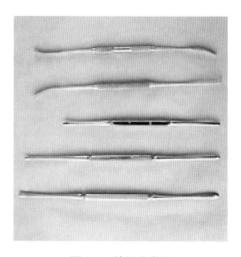

图 4-9　神经分离子

5. 枪状镊(图 4-10) 枪状镊因其独特的造型,在游离神经与责任血管、置入隔离物等操作中有意想不到的优势。我们根据需要,设计出两款前端有特殊角度的枪状镊,使很多操作变得更容易。

6. 双极电凝(图 4-5) 双极电凝是颅脑手术中不可缺少的必须设备。

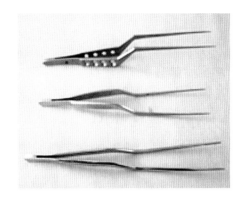

图 4-10 枪状镊

第三节 桥小脑角内镜手术所需设备及器械

1. 设备
(1) 0°、30°、70° 内镜及冷光源。
(2) 摄像系统、图像转换器。
(3) 监视器(显示器)。
(4) 计算机(带有图像采集卡)、打印机。
(5) 高频电刀、双极电凝。
(6) 多功能头架。
2. 基本器械
(1) 海绵钳、弯盘各 1(消毒皮肤用)。
(2) 巾钳或 Allis 钳 4。
(3) 标准有齿、无齿解剖镊各 1。
(4) 持针器 2。
(5) 刀柄 2。
(6) 线剪、脑膜剪各 1。
(7) 吸引器管 2~5mm 外径 3。
(8) 乳突、颅后窝牵开器各 1(图 4-11)。
(9) 骨膜分离子 1(图 4-12)。
(10) 骨钻(图 4-13)或电动开颅钻 1。
(11) 刮匙 1。
(12) 三关节颅后窝咬骨钳 1(图 4-14)。
(13) 脑压板 2(图 4-15)。
(14) 显微剪刀 1。
(15) 枪状镊 2。
(16) 神经钩、神经分离子各 1。
(17) 小不锈钢盆 2。

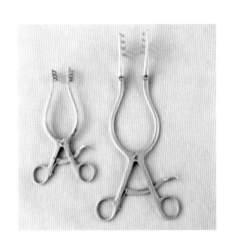

图 4-11 牵开器

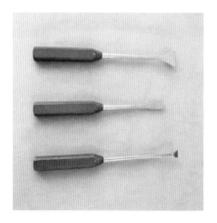

图 4-12　骨膜分离子

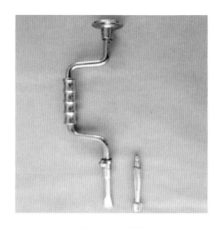

图 4-13　骨钻

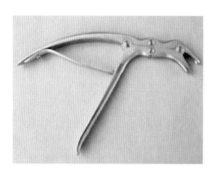

图 4-14　三关节颅后窝咬骨钳

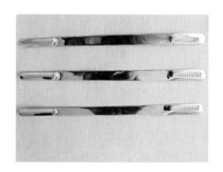

图 4-15　脑压板

（18）冲洗球 2。

3. 一次性消耗材料。

（1）Teflon 2cm×2cm（灭菌消毒）。

（2）颅脑手术护皮膜 1。

（3）吸收性明胶海绵 1。

（4）骨蜡。

（5）器械套。

（6）EC 耳脑胶或可吸收止血纱。

（7）0 号、1 号、4 号、7 号缝线。

在实际手术操作中，每一种手术器械可以有多种用途，取决于手术者的操作习惯与经验。应当充分熟悉各个设备器械的使用，充分开发其功能。

小　结

桥小脑角内镜技术为内镜技术中较为特殊的一种，其发展与显微神经外科密切相关，由于内镜仪器设备的进步,使桥小脑角内镜技术有了创新与普及的可能。桥小脑角内镜技术的不断发展,对内镜及其设备提出了更高的要求;而设备器械的每一次改进,又再一次推动了内镜技术的进一步提高。当然,应充分认识桥小脑角内镜技术及设备的局限性:如内镜手术是在平面图像上操作的;手术野相对局限,无法处理内镜视野以外的情况;出血会严重影响手术野,一旦出现动脉性的大出血,在内镜下处理相当棘手。因解剖条件所限,桥小脑角内镜多数情况下是在单手操作下完成,故全面系统的手术训练是非常有必要的。

第五章

内镜下神经血管减压手术的麻醉和围术期处理

第一节 麻 醉

内镜下神经血管减压手术可采用局部麻醉加强化麻醉或气管插管全身静脉吸入复合麻醉。临床以后者更常用。

一、局部麻醉加强化麻醉

即用 0.5%~1% 利多卡因 30ml 作局部浸润麻醉,加用神经安定镇痛麻醉(neuroleptanalgesia,NLA)。在完成神经减压后,可叫醒患者验证手术效果。不适用于全身情况差或极度恐惧手术的患者。

二、气管插管全身静脉吸入复合麻醉

因吸入性麻醉药安氟醚有增加颅内压的副作用,应避免使用。在手术刺激最大的两个阶段即切开皮肤和神经减压时应适当加深麻醉。部分患者在三叉神经、迷走神经受刺激时可发生心率下降,要密切观察,必要时可暂停手术待心率恢复后再手术。老年患者应避免因麻醉过深血压下降太大而引起脑、心及各器官灌注减少、功能受损。

第二节 围术期注意事项

处理好内镜下神经血管减压手术围术期的相关问题相当重要。

一、内镜下神经血管减压手术的适应证

本术式适用于所有三叉神经痛、面肌痉挛、舌咽神经痛患者,包括大部分桥小脑角占位性病变(如胆脂瘤、脑膜瘤、神经鞘瘤、神经纤维瘤等)继发性三叉神经痛。对于血管压迫引起的三叉神经痛、面肌痉挛、舌咽神经痛,行显微血管减压,对于肿瘤引起的进行肿瘤切除,

对于蛛网膜粘连引起的,进行粘连松解神经梳理。已经采用神经阻滞、周围支撕脱、射频、微球囊压迫等治疗无效或复发者不影响手术,三叉神经痛曾行伽马刀放射外科治疗的患者,其桥小脑角组织发生变性,手术时要格外注意。

二、禁忌证

凡有重要脏器疾病或凝血机制障碍,全身情况差耐受不了手术者是手术禁忌证。我们手术的患者从 6 岁到 97 岁,所以年龄不是手术的绝对禁忌证。另外手术患者以 50 岁到 70 岁居多,很多有高血压、糖尿病、高脂血症,对此类患者只要将血压、血糖、血脂控制在适合范围内,也不是手术的禁忌证。

三、手术前准备

1. 同其他择期手术一样,做好常规检查,需做桥小脑角区薄层、高分辨率的 CTA 和 MRA 扫描,以便了解责任血管和(或)发现微小型肿瘤及动静脉畸形(AVM)等。

2. 术前应做好患者的精神、心理护理,向患者讲明手术前后应注意的事项,进行心理指导等。手术前一天晚上保证充足的睡眠,可适当口服镇静类药品。患者手术前尽量减少油腻刺激性食物的摄入,以免影响血液检查结果。有吸烟史,喜欢喝酒的患者,要提前戒烟、禁酒。

3. 因手术后患者需在床上卧床三天,所以术前需要训练床上排尿功能,估计手术后排尿困难者应术前置尿管。

4. 因术前一天需备皮(剃头),最好准备一项帽子,备皮后戴上,注意保暖,避免感冒。有个别老年女性患者受旧习传统的影响和年轻女性患者爱发如命不同意剃光头,遇此情况可按耳科乳突手术备皮,即在乳突后上方 8cm 以内备皮。准备一些纸巾,手术后患者如果恶心呕吐时会用到。

5. 手术前一天晚上八点禁食,十点禁饮水,手术当天早晨禁饮食。若有义齿、饰品、手表等取下。手术当天早晨六点三十分之前洗漱完毕,为手术输液做好准备。

四、手术体位

取仰卧侧头位(耳科乳突手术体位,患侧在上),或采用侧卧位,上半身抬高 15°~30°。头略侧向前下垂稍前屈,用神经外科头架固定。

五、手术操作注意事项

1. 皮肤切口,耳后横切口、纵切口、斜切口均可采用。采用纵切口和斜切口时对颈项部肌肉损伤较大,术后患者长时间有疼痛。横切口(图 5-1)为耳后沟中点向后约 5cm,要避免枕大神经损伤。其中横切口应用较多。一定要按标定位置和大小进行,以免偏离手术入路。采用横切口者取耳后沟中点向后至枕外粗隆作一 5cm 横皮肤切口,纵切口者于耳后沟后 1.5~2cm 划一 4~5cm 与横窦相垂直的线,此线上端平耳尖,下端平乳突尖。切开皮肤、皮下组织、肌层和颅骨骨膜,用骨膜剥离器剥离骨膜。乳突根部内侧通常有 1~2 条通向乙状窦的导静脉,在分离骨膜时很易损伤断裂出血,用电凝和骨蜡涂抹止血。用乳突牵开器牵开切口,显露出枕乳缝。

2. 钻颅一定要在枕乳缝的交点下方并靠乳突内侧缘,因此处正是骨窗的中心,用颅后窝咬骨钳扩大骨窗,骨窗上缘一定要显露出横窦下缘,骨窗前缘一定要显露出乙状窦后缘,

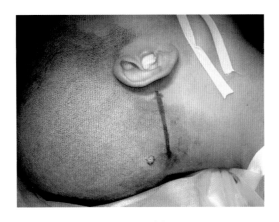

图 5-1 手术切口

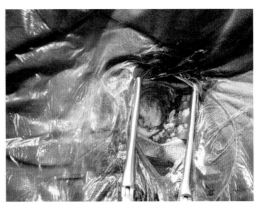

图 5-2 骨窗

骨窗(图 5-2)约为直径 2cm 到 2.5cm 的圆形。

3. 硬脑膜切口可采用"⊥"字形(图 5-3)或"×"字形、"∩"形,其中"⊥"字形切口最有利于保护小脑。切开硬脑膜不应急于进行向内探查,应缓慢释放出脑脊液,待小脑组织塌陷后,再探查桥小脑角。释放脑脊液不可过快,防止发生手术远隔部位的出血。术中一般不用脱水药。

4. 处理岩静脉至关重要,因岩静脉有多种、多样的形态,有的粗大、有的纤细、有的单干、有的双干,如果需要处理岩静脉,应使用小功率双极电凝,电凝处理后剪断。

5. 手术探查时使用神经"零牵拉技术",一定要避免触碰或损伤神经和脑组织,尤其对面神经、前庭蜗神经,极轻微的牵拉即可造成术后面瘫或听力障碍等并发症。对于神经的滋养血管更应避免损伤。

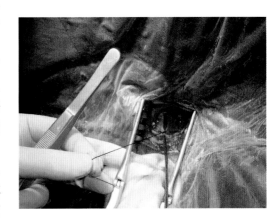

图 5-3 硬脑膜切口

6. 手术结束时,冲洗手术野用的生理盐水,应是等体温的,以免用过冷过热的生理盐水冲洗而刺激脑组织、神经,而发生术后不良反应。在关颅缝合硬脑膜时,一定要用等体温生理盐水灌注充满手术野,以免因低颅压而发生颅内积气等不良反应。

7. 开颅打开的乳突气房,一定要用骨蜡严密涂抹封闭,也可先用筋膜填塞再涂抹骨蜡,以免术后发生脑脊液漏或感染。将颅骨骨渣复位,可避免硬脑膜与头皮下组织粘连(图 5-4)。

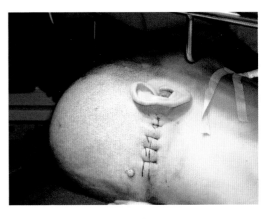

图 5-4 手术结束缝合的切口

六、术后处理

1. 手术后患者 3~4 小时内平卧或头低位不要垫枕头,并禁饮食。患者不要过度活动头部,医护人员和家属可适当协助患者活动及按摩四肢、腰背部。根据手术后的恢复情况,一般 3 天后患者可下床活动。患者要保证充足的睡眠,保持心情舒畅,以促进身心的尽快恢复。术后患者解大便切勿用力,以免引起颅内压的波动,排便困难者可口服导泻剂、肛用开塞露、灌肠等措施。

2. 严密观察血压、呼吸、脉搏、神志和瞳孔等生命体征变化,注意患者生理反射、共济运动及有否病理反射,注意是否有脑、心、肺、肝、肾等器官功能的改变。同时观察患者原发病治疗效果,密切注意有否并发症。

3. 观察刀口敷料是否有渗液,有否脑脊液耳漏、鼻漏出现。术后第五到七天刀口拆线。

4. 本术式若手术中顺利,术后颅压一般不高,如术后有头痛、恶心、呕吐,可对症处理,一般不用脱水药。

5. 其他用药如抗生素等,同一般开颅手术。

第六章

内镜下三叉神经血管减压手术治疗三叉神经痛

第一节　岩静脉的解剖与处理

一、岩静脉的概念

岩静脉指位于岩骨嵴之后,小脑幕前部之下的一条桥静脉,是主要汇集小脑半球上、下面近前缘部分和脑桥腹侧面血液回流的静脉。其解剖特点:管壁薄,位置深,呈悬空游离状跨越蛛网膜下间隙,在三叉神经外上方、内耳门上方走行,至近岩骨嵴处穿出蛛网膜,注入岩上窦,多呈双干或三干,变异极大。

在经乙状窦后入路行三叉神经、面神经、舌咽神经以及桥小脑角肿瘤等手术中,岩静脉的破裂出血是主要出血原因之一。手术中探查处理好岩静脉,既可防止出血,又可提高小脑的下陷程度,扩大手术野,更好显露神经根区。

二、岩静脉的干与属支

1. 单干单属支(图 6-1~图 6-5)

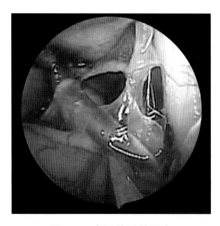

图 6-1　右侧单干单属支

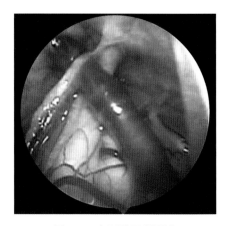

图 6-2　右侧单干单属支

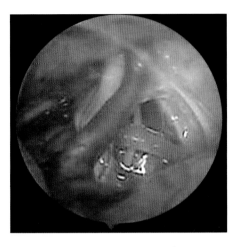

图 6-3 左侧单干单属支

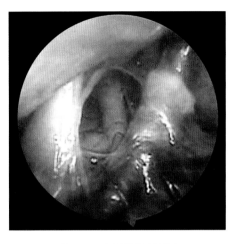

图 6-4 左侧单干单属支

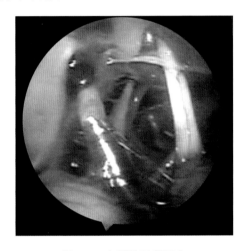

图 6-5 右侧单干单属支

2. 单干双属支(图 6-6,图 6-7)

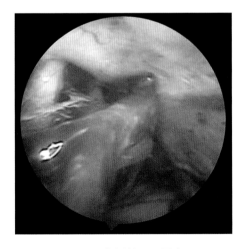

图 6-6 左侧单干双属支

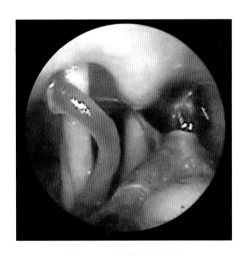

图 6-7 左侧单干双属支

3. 单干三属支（图 6-8~图 6-10）

4. 单干多属支（图 6-11~图 6-13）

5. 双干双属支（图 6-14,图 6-15）

6. 双干多属支（图 6-16~图 6-18）

7. 三干多属支（图 6-19）

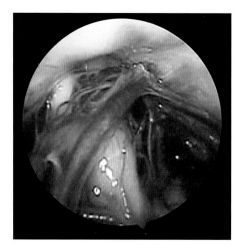

图 6-8　左侧单干三属支

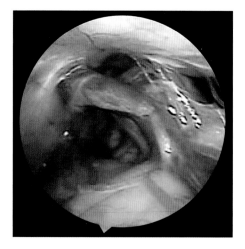

图 6-9　右侧单干三属支

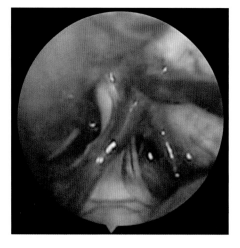

图 6-10　左侧单干三属支

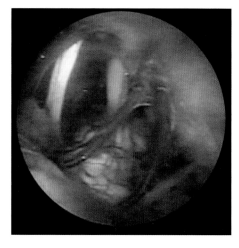

图 6-11　左侧单干多属支

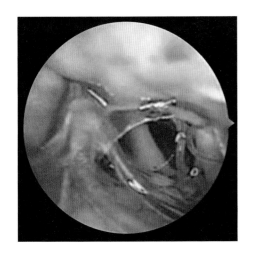

图 6-12　右侧单干多属支

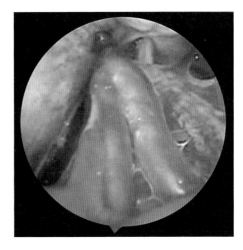

图 6-13　右侧单干多属支

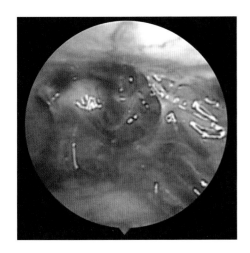

图 6-14　右侧双干双属支

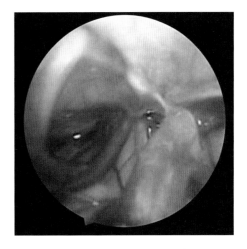

图 6-15　左侧双干双属支

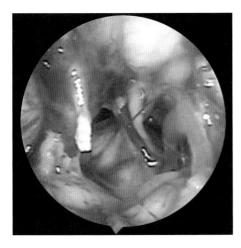

图 6-16　右侧双干多属支

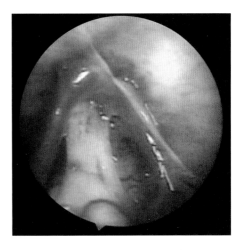

图 6-17　左侧双干多属支

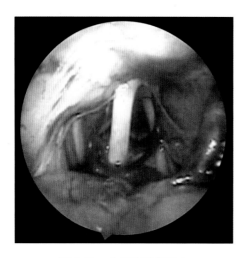

图 6-18　左侧双干多属支

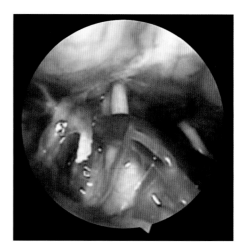

图 6-19　右侧三干多属支

三、岩静脉的形态

1. 粗（图 6-20~图 6-23）
2. 短（图 6-24~图 6-28）
3. 细（图 6-29，图 6-30）
4. 长（图 6-31~图 6-33）
5. 畸形（图 6-34~图 6-39）

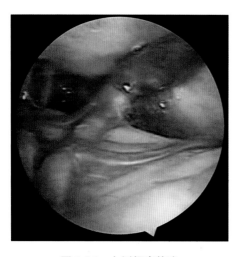

图 6-20　左侧粗岩静脉

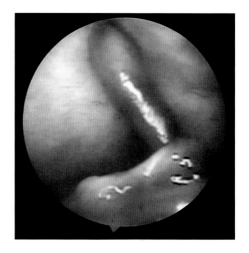

图 6-21　左侧粗岩静脉

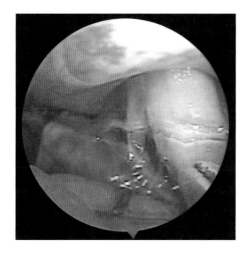

图 6-22　右侧粗岩静脉

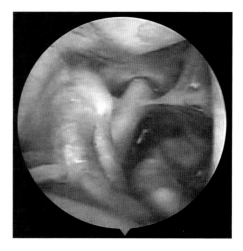

图 6-23　右侧粗岩静脉

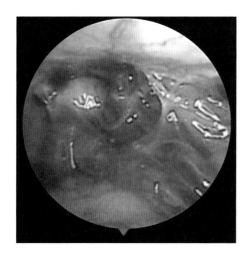

图 6-24　右侧短岩静脉

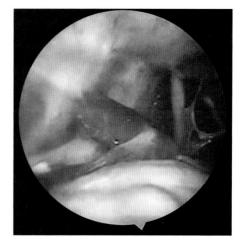

图 6-25　右侧短岩静脉

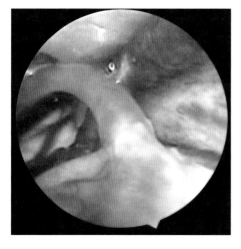

图 6-26　左侧短岩静脉

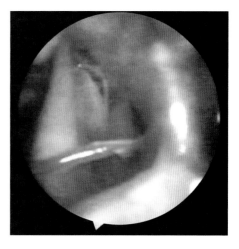

图 6-27　左侧短岩静脉

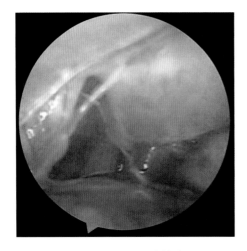

图 6-28　左侧短岩静脉

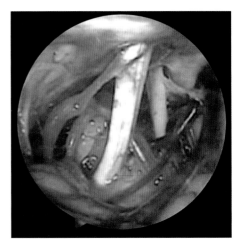

图 6-29　左侧细岩静脉

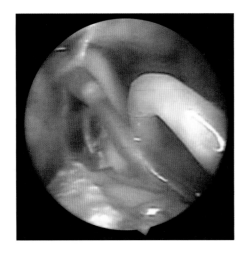

图 6-30　右侧细岩静脉

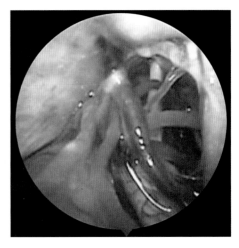

图 6-31　右侧长岩静脉

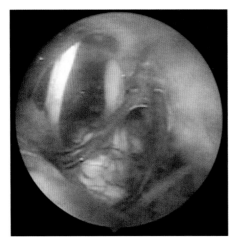

图 6-32　左侧长岩静脉

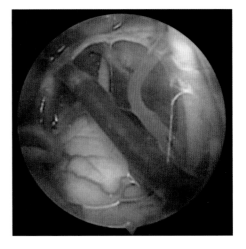

图 6-33　右侧长岩静脉

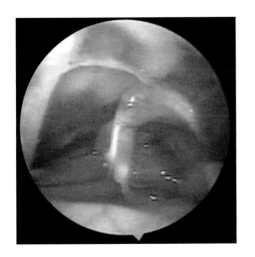

图 6-34 血管有一段不通

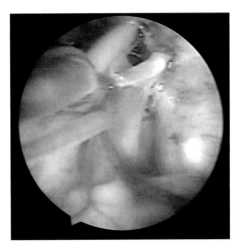

图 6-35 动静脉吻合

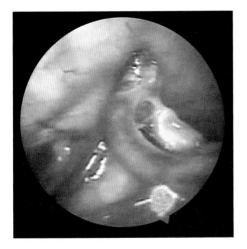

图 6-36 周围蛛网膜钙化

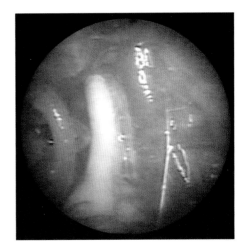

图 6-37 异常增粗

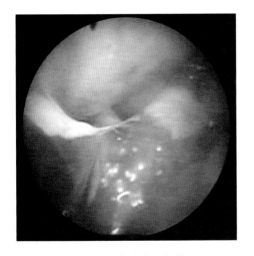

图 6-38 静脉表面钙化

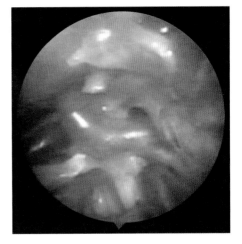

图 6-39 异常迂曲

6. 肿瘤患者的岩静脉(图 6-40,图 6-41)

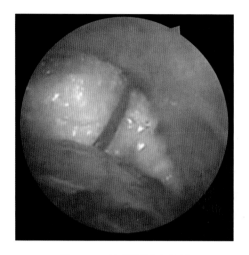

图 6-40 位于胆脂瘤表面

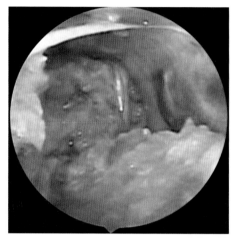

图 6-41 位于胆脂瘤内部

四、岩静脉的血液来源

1. 小脑半球(图 6-42~图 6-44)
2. 脑桥(图 6-45,图 6-46)
3. 小脑半球和脑桥(图 6-47)

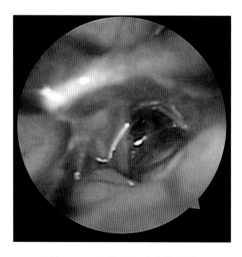

图 6-42 岩静脉血液来自小脑

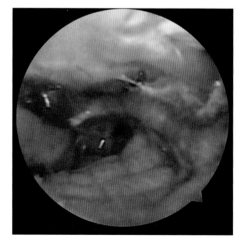

图 6-43 岩静脉血液来自小脑

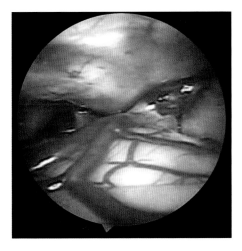

图 6-44 岩静脉血液来自小脑

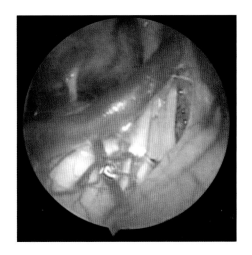

图 6-45 岩静脉血液来自脑桥

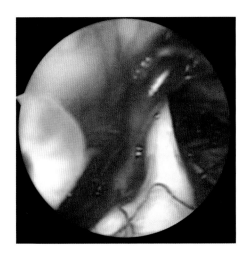

图 6-46 岩静脉血液来自脑桥

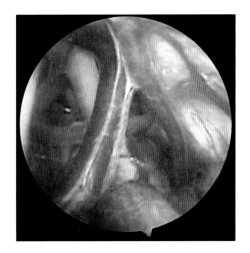

图 6-47 岩静脉血液来自小脑和脑桥

五、岩静脉的电凝处理

1. 原则

(1) 岩静脉与三叉神经并行(图6-48~图6-55)。此种情况下岩静脉可以成为三叉神经痛的责任血管,需电凝剪断以减压三叉神经。

(2) 阻挡视线、影响操作者需电凝剪断以开阔手术野(图6-56~图6-59)。

2. 双极电凝 岩静脉的电凝必须使用双极电凝。

3. 功率 双极电凝功率要适中,过小不能完全阻断血流,过大可因电凝使岩静脉突然急剧收缩而从岩上窦上撕裂出血,一般使用12~16周为最适宜。

4. 电凝方法 首先将岩静脉周围蛛网膜分离,将岩静脉游离;电凝从小脑表面开始,向上接近岩上窦;各属支可分次电凝。

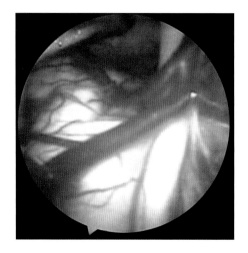

图 6-48 岩静脉压迫三叉神经

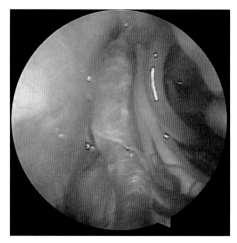

图 6-49 岩静脉压迫三叉神经

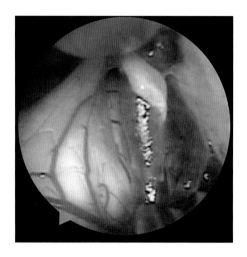

图 6-50 岩静脉与三叉神经并行

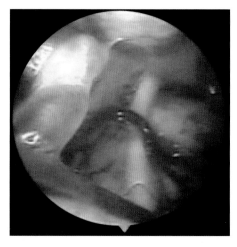

图 6-51 岩静脉压迫三叉神经

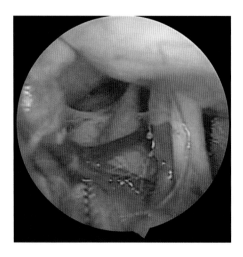

图 6-52 岩静脉压迫三叉神经

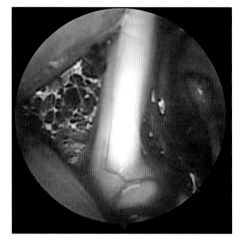

图 6-53 岩静脉与三叉神经并行

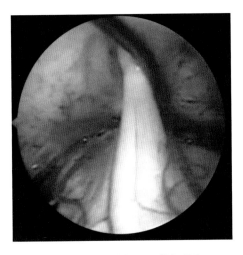

图 6-54　岩静脉与三叉神经并行

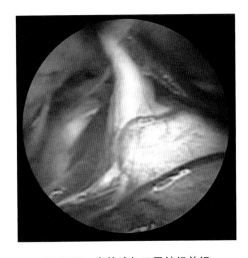

图 6-55　岩静脉与三叉神经并行

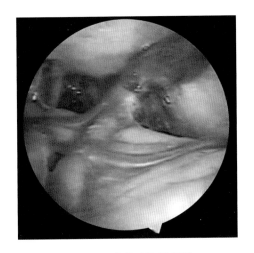

图 6-56　岩静脉阻挡视线

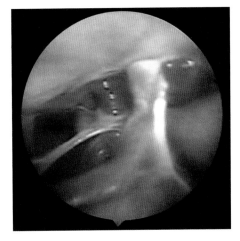

图 6-57　岩静脉阻挡视线

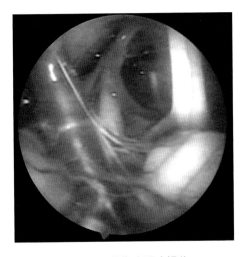

图 6-58　岩静脉影响操作

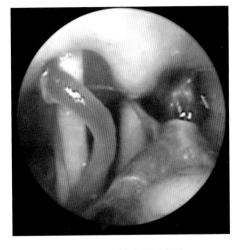

图 6-59　岩静脉影响操作

例1：电凝剪断岩静脉（图6-60~图6-63）

例2：电凝剪断岩静脉（图6-64~图6-67）

例3：电凝剪断岩静脉（图6-68~图6-70）

例4：电凝剪断岩静脉（图6-71~图6-74）

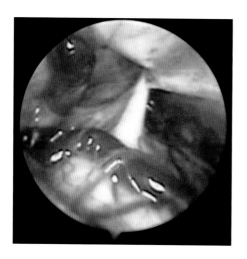

图6-60　显露岩静脉

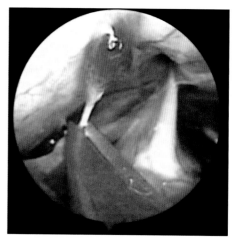

图6-61　电凝

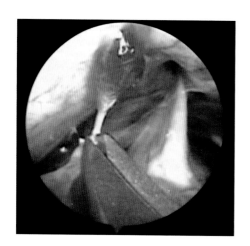

图6-62　部分剪断

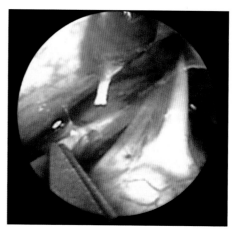

图6-63　剪断

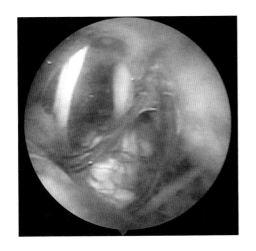

图 6-64 显露岩静脉

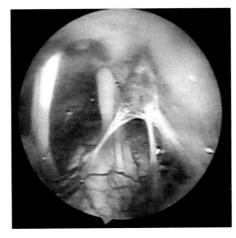

图 6-65 电凝

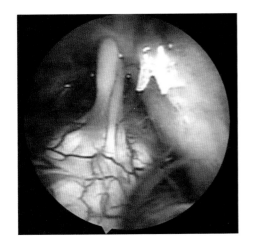

图 6-66 剪断岩静脉

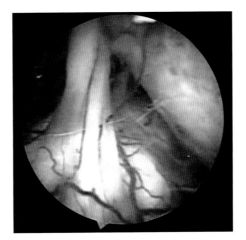

图 6-67 显露神经与责任血管

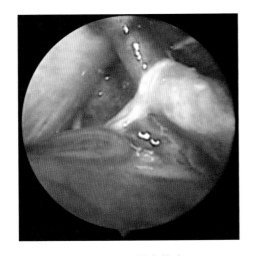

图 6-68 显露岩静脉

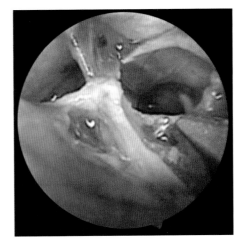

图 6-69 电凝

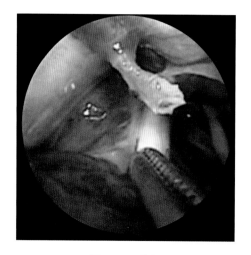

图 6-70　剪断

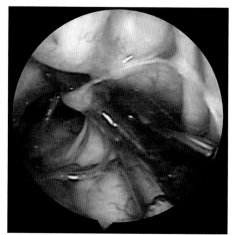

图 6-71　显露岩静脉

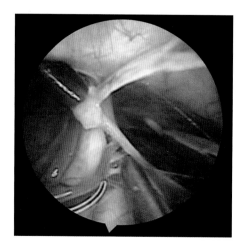

图 6-72　电凝

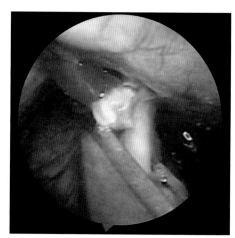

图 6-73　剪断

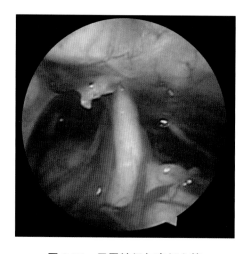

图 6-74　显露神经与责任血管

例 5：电凝剪断岩静脉（图 6-75~图 6-77）

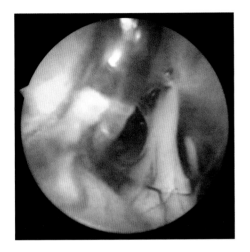

图 6-75　显露岩静脉

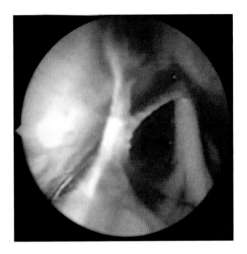

图 6-76　电凝

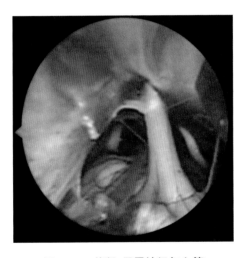

图 6-77　剪断、显露神经与血管

5. 注意事项　蛛网膜分离彻底是充分电凝的保障,剪断岩静脉不要太靠近岩上窦(图6-78~图6-81)。

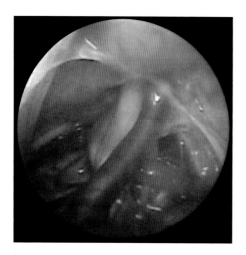
图 6-78　完全显露岩静脉

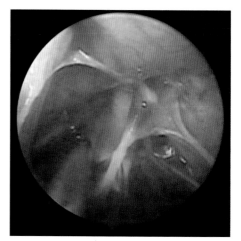
图 6-79　电凝

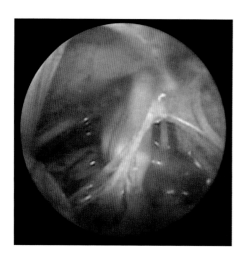
图 6-80　电凝

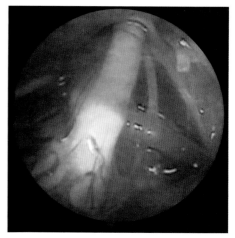
图 6-81　剪断、显露神经与血管

六、不电凝岩静脉减压三叉神经

不电凝岩静脉减压三叉神经适用于岩静脉细长、位置偏外上对手术操作影响不大的患者,可完全保留,也可保留其中一干或一属支,具体情况要根据术中状况分析。岩静脉有出血可能的一般不要保留。双侧三叉神经痛手术的,后做的一侧尽量保留岩静脉。对于回流小脑血液的岩静脉可直接电凝剪断,对其他较大的静脉及回流脑干的静脉应尽量采用减压的方式处理,不要轻易电凝剪断。

例1：保留岩静脉一属支（图6-82~图6-84）

例2：保留岩静脉（图6-85~图6-87）

例3：用神经分离子分离岩静脉与三叉神经，判断是否保留岩静脉（图6-88，图6-89）

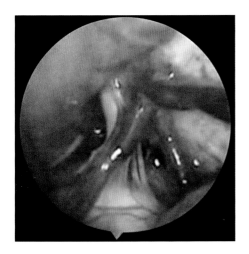

图6-82　显露岩静脉三属支

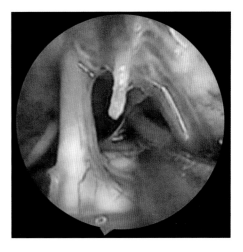

图6-83　电凝剪断二属支

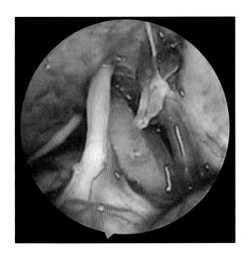

图6-84　保留一属支

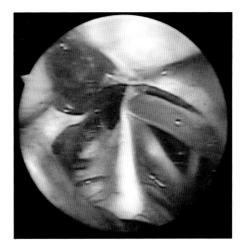

图6-85　显露血管、神经

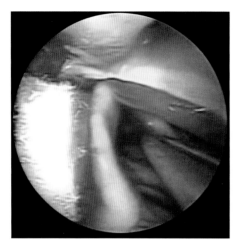

图 6-86　三叉神经上方减压

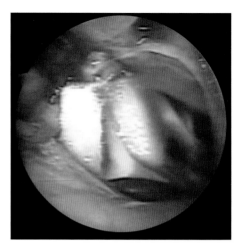

图 6-87　三叉神经下方减压

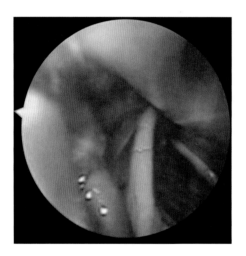

图 6-88　显露神经、血管

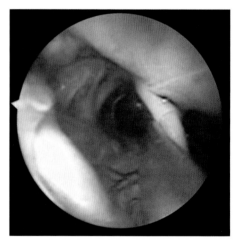

图 6-89　使用分离子

第二节　三叉神经的减压

一、三叉神经痛的责任血管

　　三叉神经根部受压是三叉神经痛发病的主要原因,已为国内外学者所公认。无论是血管、肿瘤压迫,蛛网膜粘连或是其他原因,其部位均在三叉神经根部。

　　随着高分辨 CT 及 MRI 的发展,压迫及贴附于根区的责任血管在手术前一般都会检查出来。即使术前检查不出责任血管者,只要术中应用显微镜尤其是内镜仔细探查,一般都能发现。从本组病例中我们发现,有些患者不止一条血管贴附神经。于局麻手术时发现,小脑动脉分支呈祥状贴附于远离神经根区的往往不是责任血管,爬行于入根区(敏感区)有粘连的细小血管或隐藏在三叉神经根腹内侧的血管则更有意义。通过病理研究发现,在三叉神经出脑桥 2~3mm 处和三叉神经根周围 5mm 脑桥表面为中枢神经与周围神经的移行区,缺乏施万细胞的包裹,临床上称为敏感区。走行及压迫敏感区的血管才是责任血管。

概念:三叉神经痛责任血管指压迫在三叉神经根区域引起三叉神经痛的血管。临床遇到的责任血管千变万化,术者要具体对待。

发现和处理好责任血管是手术成功的关键。使用不同角度桥小脑角内镜探查,能从不同的角度很好的观察根区,不易遗漏责任血管,而且十分清晰。在显微镜下操作相对也清晰,但由于骨窗小、位置深、视野局限,所以观察根区效果差,尤其对小脑下陷不满意者根本无法看清根区,容易遗漏责任血管。对于手术操作熟练者,可直接在冷光源导光束照明下或头灯引导下完成手术。隔离材料我们习惯应用 teflon,因其具有不易吸收,取材使用方便,隔离责任血管效果好等优点。术中根据责任血管大小和与三叉神经根走行交叉情况,选择适当大小隔离材料,一般用双层支撑法、单层加垫法、围套法等不同方式进行隔离。责任血管若为岩静脉及属支,可直接电凝后剪断,此时应仔细探查是否同时有动脉责任血管的存在。

二、三叉神经痛的责任血管的分类

主要有小脑上动脉、小脑下前动脉、椎基底动脉及各动脉的分支,有时可有多条责任血管。

1. 小脑上动脉(图 6-90~图 6-93)

2. 小脑上动脉与其分支(图 6-94~图 6-96)

3. 小脑下前动脉(图 6-97~图 6-101)

4. 小脑上动脉与小脑下前动脉(图 6-102~图 6-105)

5. 基底动脉(图 6-106~图 6-111)

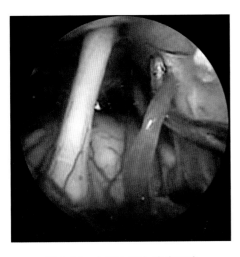

图 6-90 左侧小脑上动脉压迫

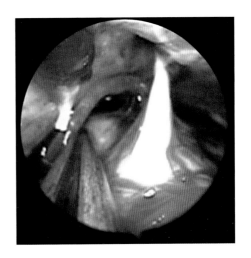

图 6-91 右侧小脑上动脉压迫

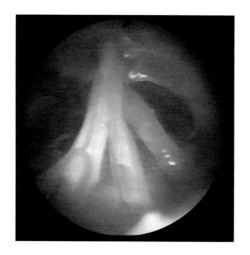

图 6-92　左侧小脑上动脉压迫

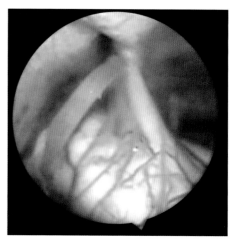

图 6-93　右侧小脑上动脉压迫

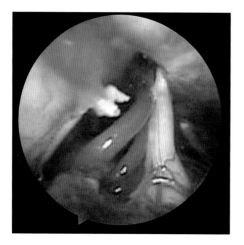

图 6-94　右侧小脑上动脉及其分支压迫

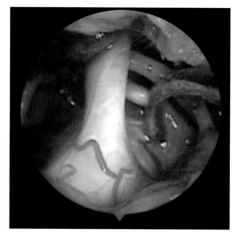

图 6-95　左侧小脑上动脉及其分支压迫

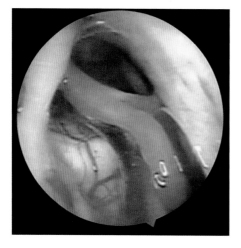

图 6-96　左侧小脑上动脉及其分支压迫

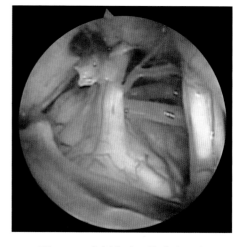

图 6-97　右侧小脑下前动脉压迫

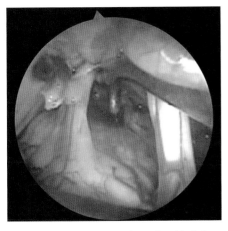

图 6-98 用神经钩抬起小脑下前动脉

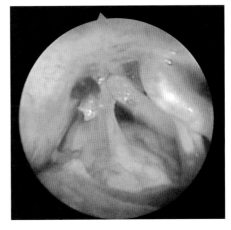

图 6-99 右侧小脑下前动脉压迫 teflon 隔离

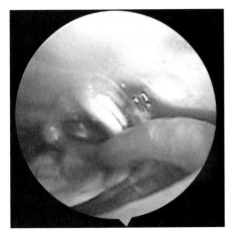

图 6-100 左侧小脑下前动脉压迫三叉神经并将三叉神经挤压变形

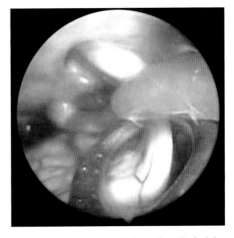

图 6-101 用神经钩游离小脑下前动脉与三叉神经

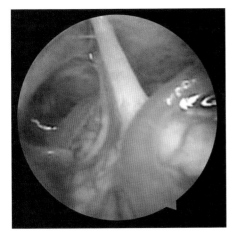

图 6-102 右侧小脑上动脉与小脑下前动脉共同压迫

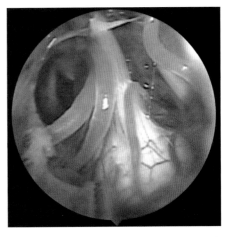

图 6-103 右侧小脑上动脉与小脑下前动脉共同压迫

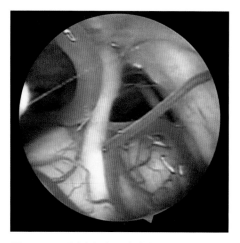

图 6-104　左侧小脑上动脉与小脑下前动脉
共同压迫

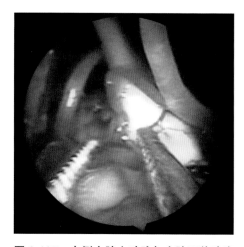

图 6-105　右侧小脑上动脉与小脑下前动脉
共同压迫

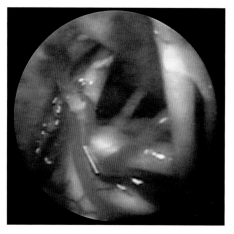

图 6-106　右侧基底动脉压迫

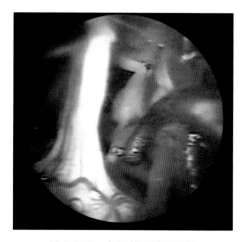

图 6-107　右侧基底动脉压迫

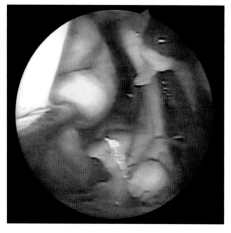

图 6-108　左侧基底动脉压迫

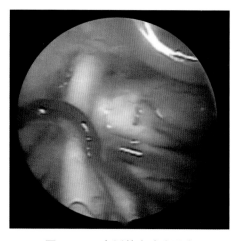

图 6-109　右侧基底动脉压迫

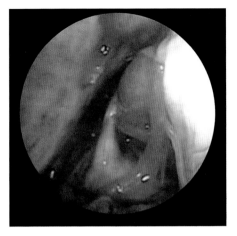

图 6-110　右侧基底动脉压迫　　　　　图 6-111　右侧基底动脉压迫

6. 岩静脉（图 6-112~图 6-117）

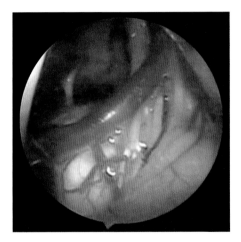
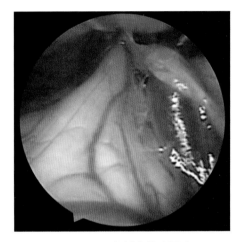

图 6-112　左侧岩静脉压迫　　　　　图 6-113　左侧岩静脉压迫

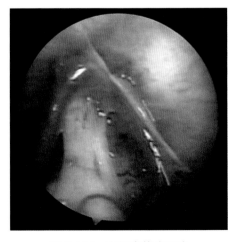
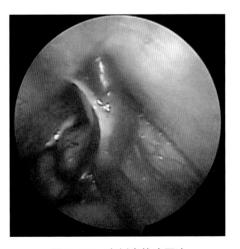

图 6-114　左侧岩静脉压迫　　　　　图 6-115　左侧岩静脉压迫

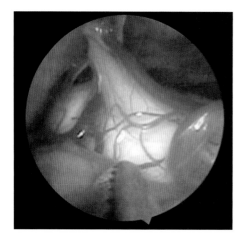

图 6-116　右侧岩静脉压迫　　　　　　　图 6-117　右侧岩静脉压迫

7. 动脉与静脉（图 6-118~图 6-121）

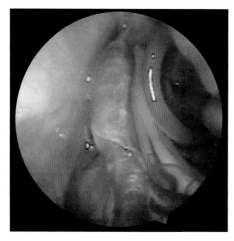
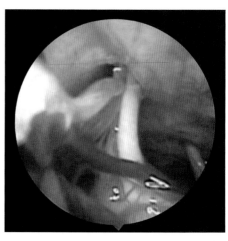

图 6-118　右侧岩静脉与小脑下前动脉压迫　　　图 6-119　右侧岩静脉与小脑上动脉压迫

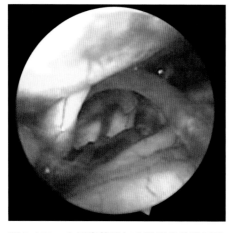
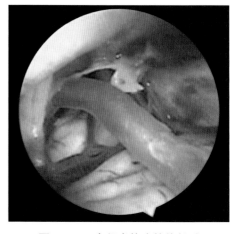

图 6-120　左侧岩静脉与小脑下前动脉压迫　　　图 6-121　电凝岩静脉并剪断后

8. 压迫在三叉神经内侧的责任血管（图 6-122~图 6-125）

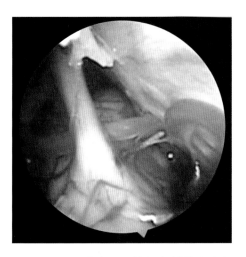

图 6-122　压迫在三叉神经内侧的小脑上动脉

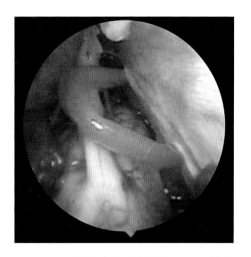

图 6-123　将小脑上动脉游离至三叉神经上方

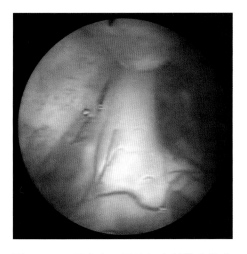

图 6-124　压迫在三叉神经内侧的小脑上动脉

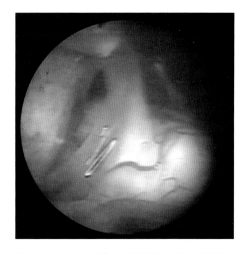

图 6-125　将小脑上动脉游离至三叉神经上方

三、隔离减压三叉神经

手术方法：局麻或全麻。患者仰卧头侧位，上身抬高 20°，取乙状窦后入路，骨窗开 2~3cm 大小；⊥形切开硬脑膜，缓慢放出桥池脑脊液，待小脑下陷后在内镜下探查桥小脑角。首先探查岩静脉，观察其属支、走行、怒张情况，对阻挡视线、影响操作及怒张明显有破裂危险者，用双极电凝后剪断。然后充分分离松解三叉神经根区周围蛛网膜，探查责任血管，尤其注意三叉神经入根区脑桥表面腹内侧的血管,分离后用隔离物隔离减压。最后用温生理盐水冲洗,检查无异常后关颅完成手术。具体责任血管的处理和神经减压有:

1. 小脑上动脉(图 6-126~图 6-131)
2. 小脑上动脉及其分支压迫三叉神经(图 6-132~图 6-135)
3. 多条血管压迫三叉神经(图 6-136~图 6-148)
4. 静脉与小脑下前动脉(图 6-149~图 6-151)

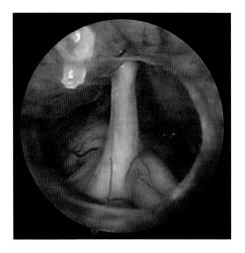

图 6-126　压迫在右三叉神经的小脑上动脉

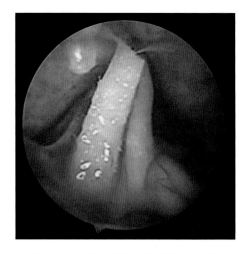

图 6-127　用 TEFLON 隔离三叉神经

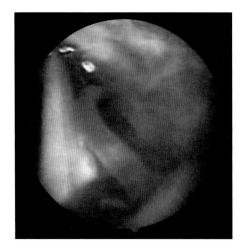

图 6-128　压迫在左三叉神经的小脑上动脉

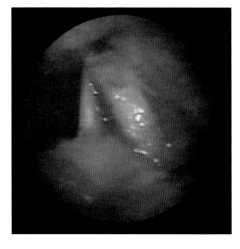

图 6-129　用 TEFLON 隔离三叉神经

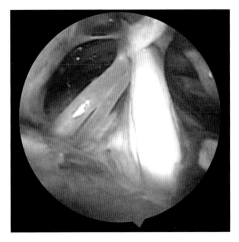

图 6-130 压迫在右三叉神经的小脑上动脉

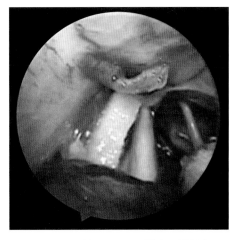

图 6-131 用 TEFLON 隔离三叉神经

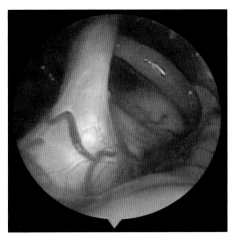

图 6-132 压迫在左三叉神经的小脑上动脉及分支

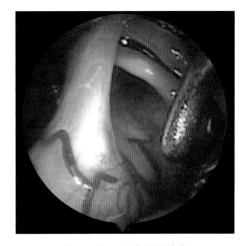

图 6-133 用神经钩游离

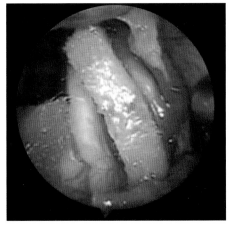

图 6-134 用 TEFLON 隔离三叉神经与压迫在右三叉神经的小脑上动脉及分支

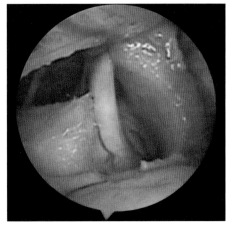

图 6-135 调整 TEFLON,其下方的小脑下前动脉也给予减压

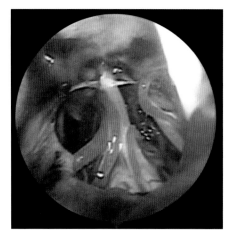

图 6-136 压迫在右三叉神经的小脑上、下前动脉

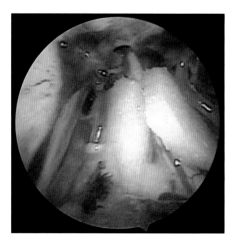

图 6-137 用 TEFLON 隔离三叉神经

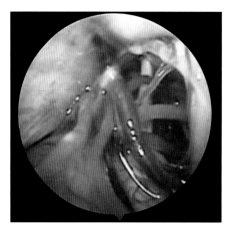

图 6-138 压迫在右三叉神经的小脑上、下前动脉

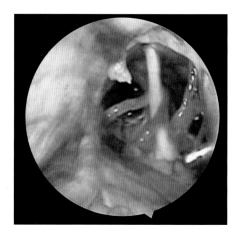

图 6-139 电凝岩静脉后

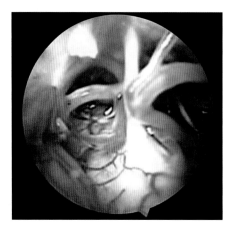

图 6-140 压迫在右三叉神经的小脑上、下前动脉

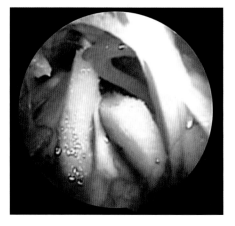

图 6-141 用 TEFLON 隔离三叉神经

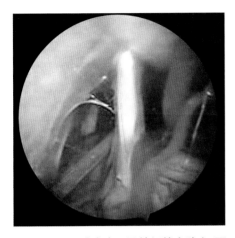

图 6-142　压迫在右三叉神经的小脑上、下前动脉

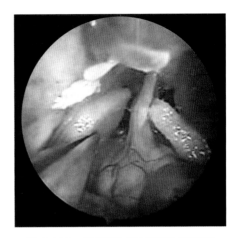

图 6-143　用 TEFLON 隔离三叉神经

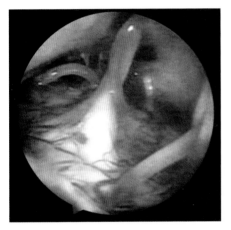

图 6-144　压迫在右三叉神经的小脑上、下前动脉

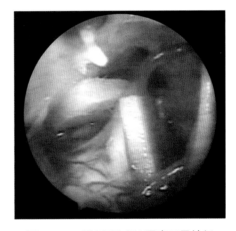

图 6-145　用 TEFLON 隔离三叉神经

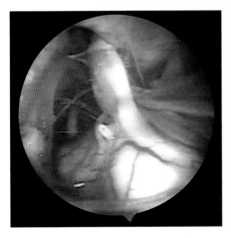

图 6-146　压迫在右三叉神经的小脑上、下前动脉

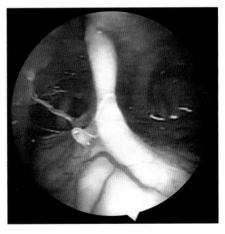

图 6-147　用神经钩游离后

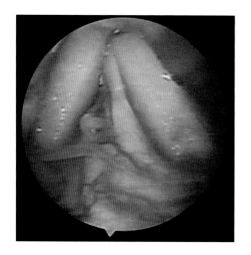

图 6-148 用 TEFLON 隔离三叉神经

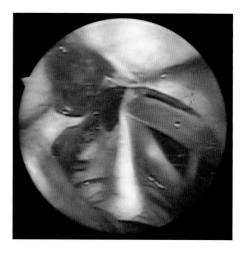

图 6-149 压迫在右三叉神经的小脑下前动脉与岩静脉

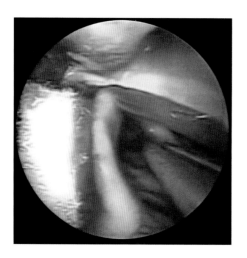

图 6-150 用 TEFLON 隔离岩静脉

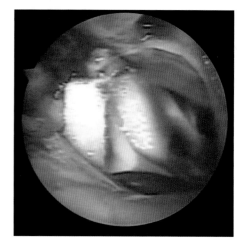

图 6-151 用 TEFLON 隔离三叉神经与小脑下前动脉

5. 小脑上动脉与静脉（图 6-152~图 6-154）

6. 畸形（图 6-155~图 6-158）

7. 压迫在三叉神经内侧的小脑上动脉（图 6-159~图 6-162）

8. 保留岩静脉减压三叉神经（图 6-163~图 6-165）

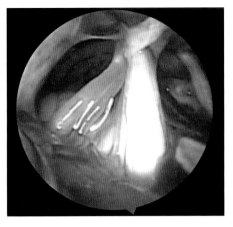

图 6-152　小脑上动脉与静脉压迫三叉神经上、下方

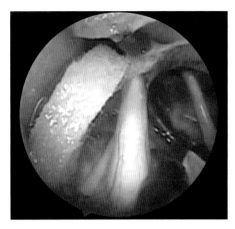

图 6-153　TEFLON 隔离小脑上动脉

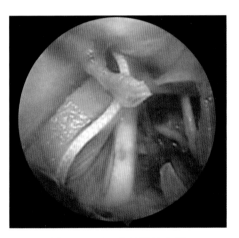

图 6-154　下方静脉被电凝

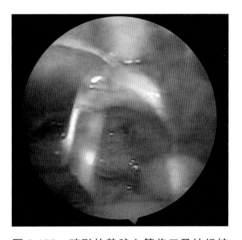

图 6-155　畸形的静脉血管将三叉神经挤压变形

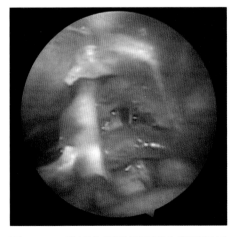

图 6-156　游离血管后见畸形血管挤压三叉神经

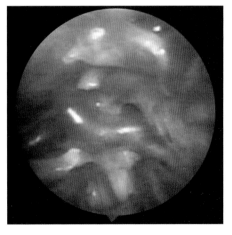

图 6-157　血管与三叉神经完全游离

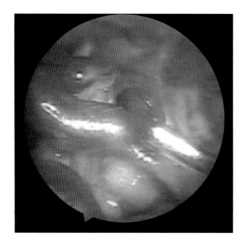

图 6-158　用 TEFLON 隔离

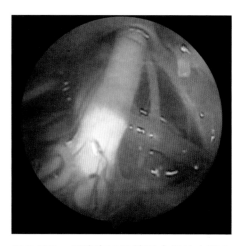

图 6-159　压迫在三叉神经内侧的小脑上动脉

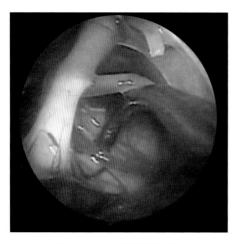

图 6-160　用神经钩分离

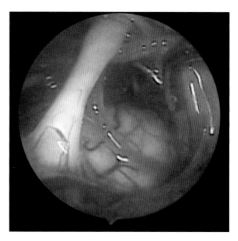

图 6-161　压迫在三叉神经内侧的小脑上动脉及其分支

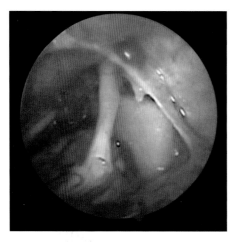

图 6-162　游离后用 TEFLON 隔离

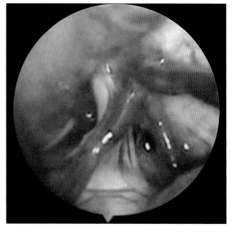

图 6-163　岩静脉三属支位于三叉神经外侧

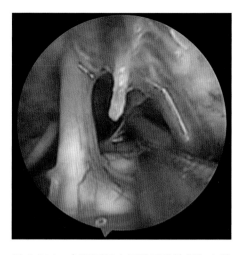

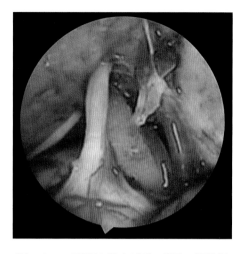

图 6-164　电凝两属支显露三叉神经与小脑
上动脉

图 6-165　隔离小脑上动脉,减压三叉神经

9. 神经减压方法
(1) 无接触法(图 6-166~图 6-171)
(2) 支撑法(图 6-172,图 6-173)
(3) 夹持或包绕法(图 6-174~图 6-177)
(4) 注意三叉神经根外上角(图 6-178,图 6-179)
(5) 注意三叉神经根外下角(图 6-180、6-181)

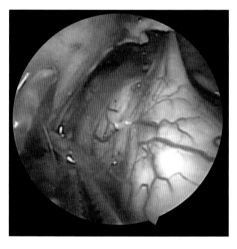

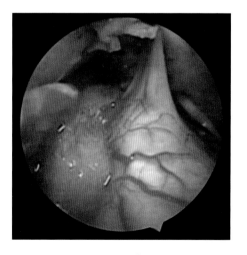

图 6-166　小脑上动脉压迫在右三叉神经

图 6-167　用 TEFLON 减压后,TEFLON 与
神经无接触

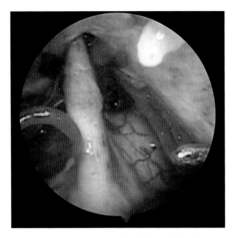

图 6-168　小脑上、下前动脉压迫在左三叉神经

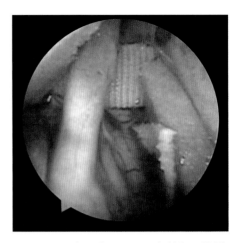

图 6-169　减压后 TEFLON 与神经无接触

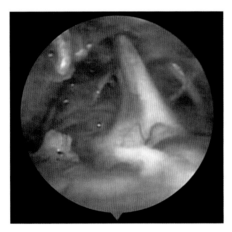

图 6-170　小脑上动脉压迫在右三叉神经

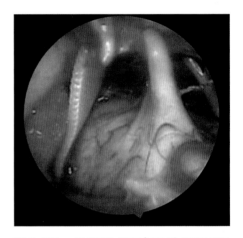

图 6-171　用 TEFLON 减压后,TEFLON 与神经无接触

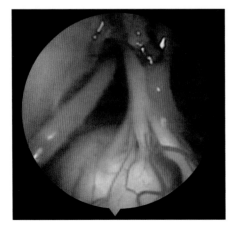

图 6-172　小脑上、下前动脉压迫在右三叉神经

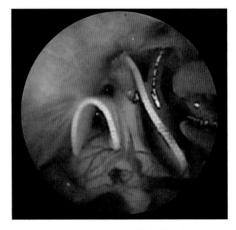

图 6-173　TEFLON "∩" 支撑于神经和血管之间

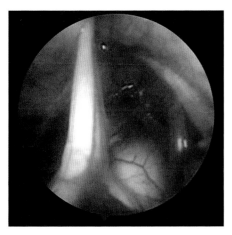

图 6-174　小脑上、下前动脉压迫左三叉神经

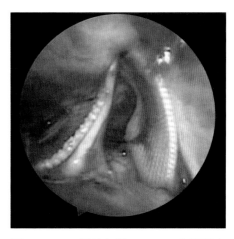

图 6-175　三叉神经被 TEFLON 与周围完全隔离

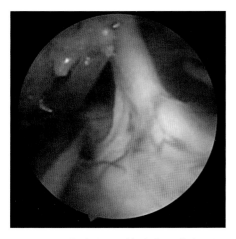

图 6-176　小脑上、下前动脉压迫右三叉神经

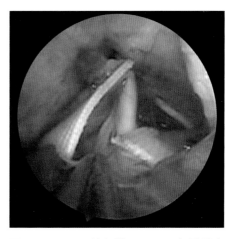

图 6-177　三叉神经被 TEFLON 与周围完全隔离

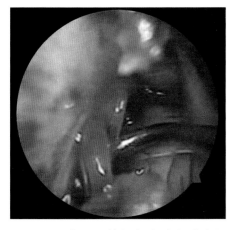

图 6-178　右三叉神经与小脑上动脉及分支

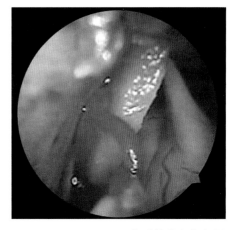

图 6-179　TEFLON 隔离后的外上角仍需进一步隔离

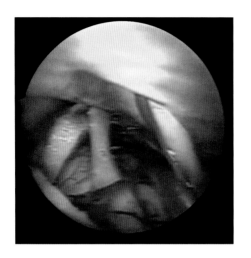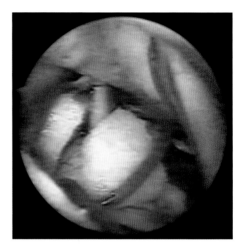

图 6-180　右小脑上动脉已经隔离　　图 6-181　三叉神经外下角的小脑下前动脉需进一步隔离

第七章

内镜下面神经血管减压
手术治疗面肌痉挛

第一节　面听神经滋养血管及内听动脉的解剖与保护

一、Ⅶ、Ⅷ脑神经滋养血管多数细小,从神经周围小动脉发出,有在神经表面走行和进入神经两种情况。

1. 滋养血管在神经表面走行(图 7-1~ 图 7-4):此种情况在打开神经周围蛛网膜时,要注意避免损伤。

2. 滋养血管从小脑动脉分支进入神经(图 7-5~ 图 7-8):必须注意保护,否则,滋养血管断裂出血可引起两种情况:①手术野模糊,继而造成神经等损伤,或无法完成神经减压;②神经供血受到影响导致神经功能下降,出现面瘫、听力下降等。

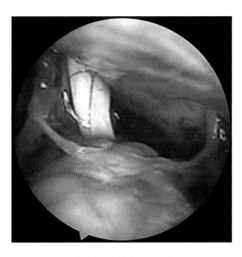

图 7-1　Ⅶ、Ⅷ脑神经表面滋养血管

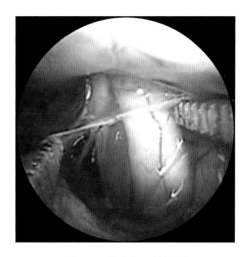

图 7-2　小心打开蛛网膜

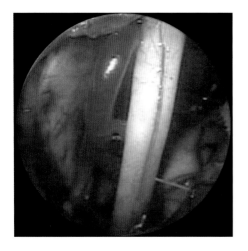

图 7-3　Ⅶ、Ⅷ脑神经表面滋养血管

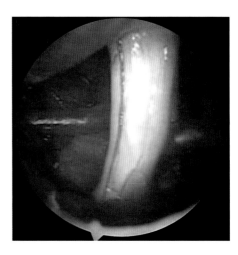

图 7-4　Ⅶ、Ⅷ脑神经表面滋养血管术后保护良好

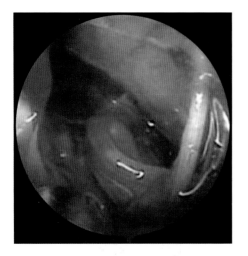

图 7-5　小脑下前动脉发出滋养血管 1 条

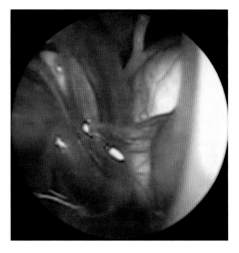

图 7-6　小脑下前动脉发出滋养血管多条

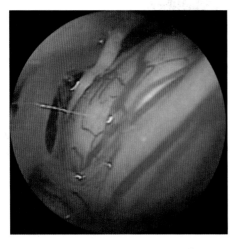

图 7-7　面神经周围的滋养血管

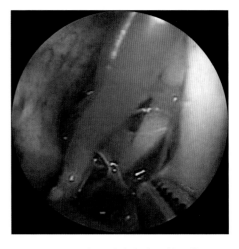

图 7-8　内听动脉发出滋养血管

二、内听动脉的解剖

内听动脉（也称迷路动脉、内耳动脉 labyrinthine artery）多数情况下从小脑下前动脉或脑桥动脉发出（图 7-9~ 图 7-12），少数从椎基底动脉、小脑下后动脉或小脑下前动脉与小脑下后动脉的共干发出（图 7-13~ 图 7-16）。

内听动脉起自椎基底动脉者，多与Ⅶ、Ⅷ脑神经伴行进入内耳门（图 7-17）；起自小脑下前动脉者，则多数在近内耳门处或内耳道内从袢的顶部发出（图 7-18）。

在Ⅶ、Ⅷ脑神经之间，经内耳道至内耳道底，然后分数支分布于内耳。偶可见一侧有两条内听动脉，其中一条起自基底动脉，另一条则起自小脑下前动脉。

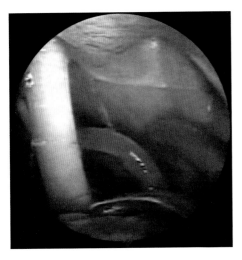

图 7-9　从小脑下前动脉发出

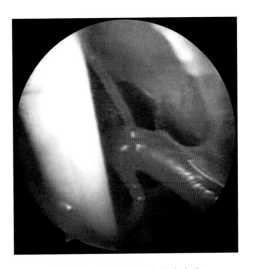

图 7-10　从小脑下前动脉发出

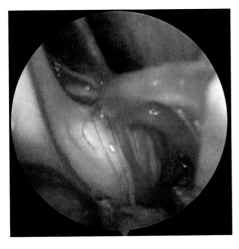

图 7-11　从小脑下前动脉发出

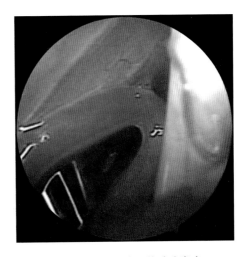

图 7-12　从小脑下前动脉发出

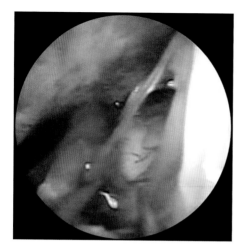

图 7-13　从椎基底动脉发出

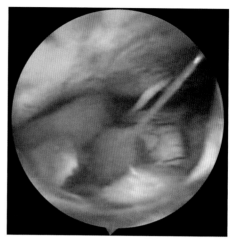

图 7-14　从椎基底动脉发出

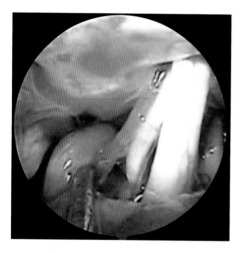

图 7-15　从椎基底动脉发出

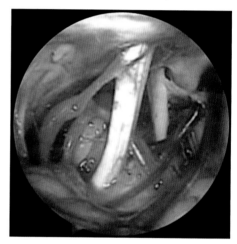

图 7-16　从椎基底动脉发出

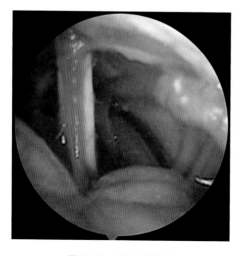

图 7-17　进入内耳门

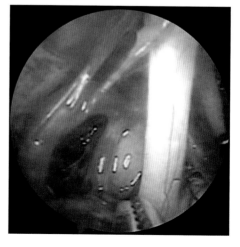

图 7-18　从裥的顶部发出

三、滋养血管及内听动脉的保护

1. 滋养血管保护案例一（图 7-19，图 7-20）

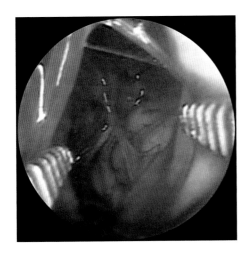

图 7-19　小脑下前动脉发出的滋养血管

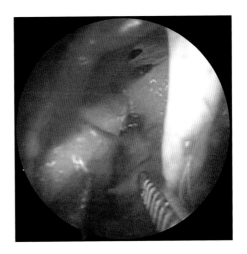

图 7-20　减压后保护好

滋养血管保护案例二（7-21，图 7-23）

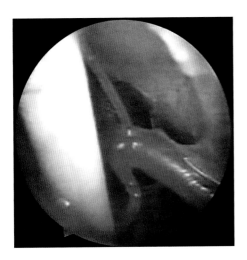

图 7-21　脑桥动脉发出滋养血管及内听动脉

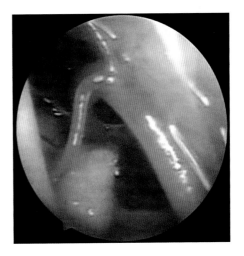

图 7-22　减压后

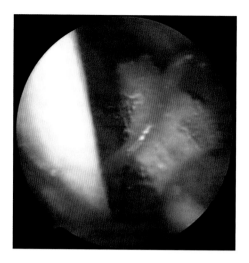

图 7-23　滋养血管未损伤

滋养血管保护案例三（图 7-24）

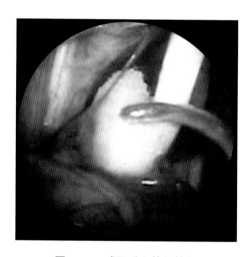

图 7-24　减压后血管保护好

2. 内听动脉有极其复杂的变异，但总的来讲，多数细长，其直径在 1mm 以内，手术中保护不好很容易断裂或痉挛，导致供血丧失，内听动脉又是内耳道内唯一的供血动脉，损伤后使Ⅶ、Ⅷ脑神经失去主要血液供应，而导致神经失功能。故内听动脉的保护是手术的关键技术之一。

（1）内听动脉周围的蛛网膜尽量保留（图 7-25，图 7-26）

（2）穿行Ⅶ、Ⅷ脑神经之间的小脑下前动脉或分支多自袢顶向内听道发出内听动脉（图 7-27，图 7-28），因为穿行Ⅶ、Ⅷ脑神经之间的动脉或分支一般不是面肌痉挛的责任血管，所以手术中尽量避免牵拉，以减轻对内听动脉的刺激。

（3）若手术中内听动脉有所牵拉或痉挛，可用罂粟碱棉片覆盖Ⅶ、Ⅷ脑神经数分钟，可明显减少Ⅶ、Ⅷ脑神经功能的损伤。

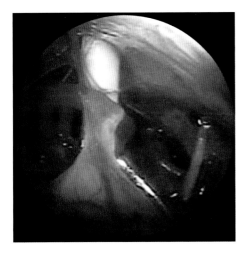

图 7-25 保留蛛网膜

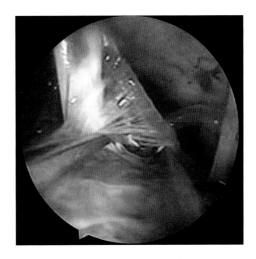

图 7-26 保留蛛网膜

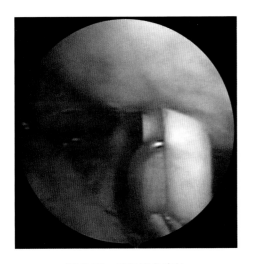

图 7-27 尽量避免牵拉

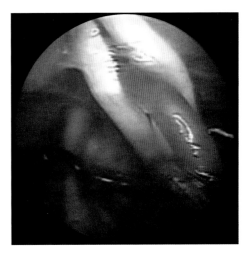

图 7-28 尽量避免牵拉

(4) 手术后用微量泵泵入尼莫地平。

第二节 面神经的减压

一、面肌痉挛的责任血管

面神经根部受压是面肌痉挛发病的主要原因,已为国内外学者所公认。其中血管压迫几乎占到 100%,仅有个例是因面神经根周围蛛网膜粘连引起。

术前高分辨 CT 及 MRI 可发现面神经根区的责任血管。概念:面肌痉挛责任血管指压迫在面神经根区域引起面肌痉挛的血管。在面神经出脑桥 2~3mm 处和根周 5mm 脑桥表面为中枢神经与周围神经的移行区,无神经髓鞘,称为敏感区。有些患者不只一条血管贴附神经,动脉分支呈祥状贴附于远离神经根区的往往不是责任血管,与入根区(敏感区)有粘连或在面神经根下方的血管则更有意义。故责任血管是指压迫面神经根敏感区的动脉,贯穿Ⅶ、Ⅷ脑神经之间的血管不是责任血管。因此寻找责任血管减压面神经主要在敏感区,尤其是小脑与脑桥之间面神经出脑桥区的周围,手术中需要时甚至可将小脑半球向外牵拉,以更好观察面神经根区。

二、面肌痉挛的责任血管分类

分类:主要有小脑下前动脉、内听动脉、脑桥动脉、椎基底动脉及各动脉的分支,有时可有多条责任血管。

1. 小脑下前动脉(图 7-29~ 图 7-32)

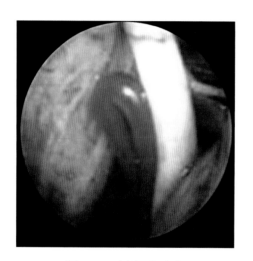

图 7-29　左侧面肌痉挛

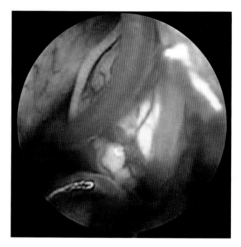

图 7-30　内镜继续深入见小脑下前动脉压迫面神经

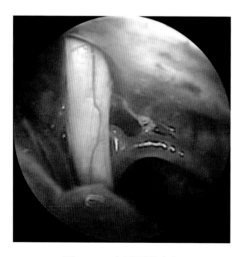

图 7-31　右侧面肌痉挛

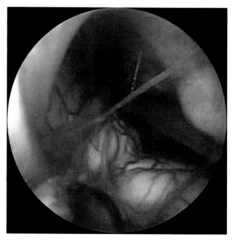

图 7-32　内镜继续深入见小脑下前动脉压迫面神经

2. 椎基底动脉（7-33~ 图 7-38）

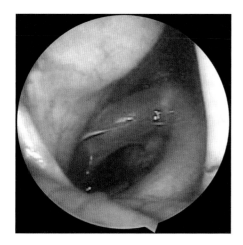

图 7-33　左椎基底动脉

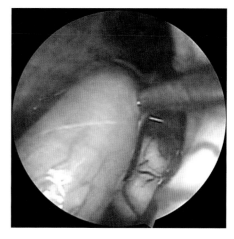

图 7-34　左椎基底动脉（与图 7-33 同一病人）

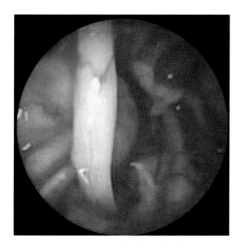

图 7-35　左椎基底动脉

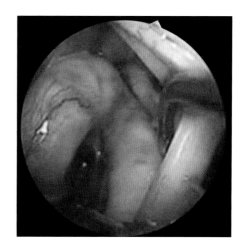

图 7-36　左椎基底动脉（与图 7-35 同一病人）

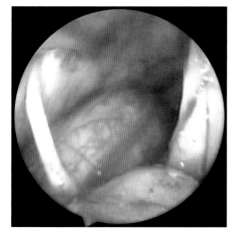

图 7-37　左椎基底动脉

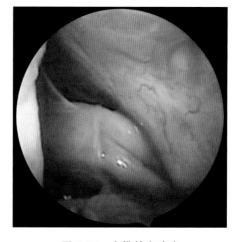

图 7-38　右椎基底动脉

3. 椎基底动脉与小脑下前动脉（图 7-39~ 图 7-42）

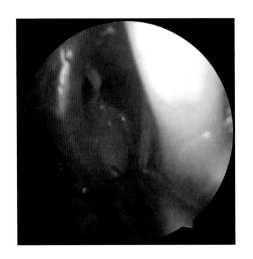

图 7-39 左侧面肌痉挛

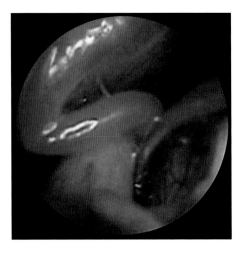

图 7-40 内镜继续深入见小脑下前动脉与椎基底动脉

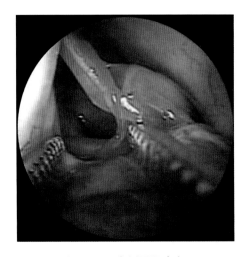

图 7-41 右侧面肌痉挛

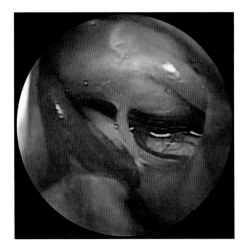

图 7-42 内镜继续深入见小脑下前动脉与椎基底动脉

4. 穿过Ⅶ、Ⅷ脑神经的血管

（1）穿过Ⅶ、Ⅷ脑神经近内耳门的血管：在神经减压时不需处理（图 7-43~ 图 7-46）

（2）穿过Ⅶ、Ⅷ脑神经近脑桥的血管：在神经减压时将其抬离面神经（图 7-47、图 7-48）

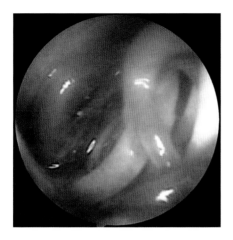

图 7-43　穿过左侧Ⅶ、Ⅷ脑神经的内听动脉

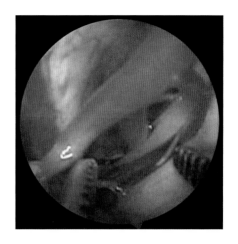

图 7-44　穿过左侧Ⅶ、Ⅷ脑神经的小脑下前动脉分支

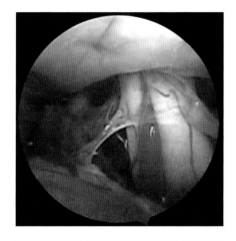

图 7-45　穿过右侧Ⅶ、Ⅷ脑神经的内听动脉

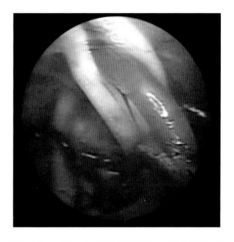

图 7-46　穿过右侧Ⅶ、Ⅷ脑神经的内听动脉

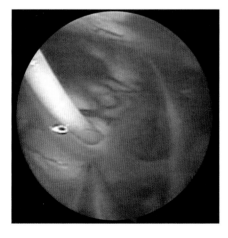

图 7-47　穿过右侧Ⅶ、Ⅷ脑神经的小脑下前动脉及分支

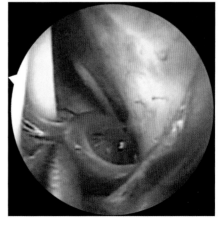

图 7-48　穿过右侧Ⅶ、Ⅷ脑神经的小脑下前动脉及分支

三、神经减压

手术方法:全身麻醉。患者仰卧侧头位,患侧在上,抬高上身约 20°耳后横切口或纵切口约 5cm,乙状窦后入路,骨窗约 2cm×2cm,"⊥"形切开硬脑膜释放部分脑脊液进入桥小脑角。在内镜下手术。首先辨认Ⅶ、Ⅷ、Ⅸ、Ⅹ脑神经。充分松解面神经根周围蛛网膜,探清责任血管,游离面神经和责任血管,进行减压。对蛛网膜粘连者采用梳理术治疗。最后灌注温生理盐水,缝合硬脑膜及头皮各层,完成手术。

同三叉神经痛手术一样,发现和处理好责任血管是手术成功的关键。使用不同角度桥小脑角内镜探查,能从不同的角度很好的观察根区,不易遗漏责任血管,而且十分清晰。隔离材料我们习惯应用 teflon,因其具有不易吸收,取材使用方便,隔离责任血管效果好等优点。术中根据责任血管大小和与面神经根走行交叉情况,选择适当大小隔离材料,一般用双层支撑法、单层加垫法等不同方式进行隔离。

1. 小脑下前动脉(7-49~ 图 7-54)

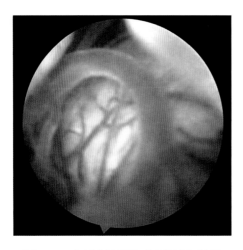

图 7-49 左侧小脑下前动脉压迫面神经

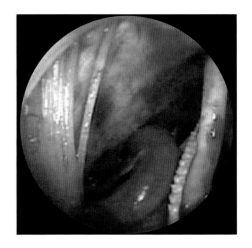

图 7-50 用 TEFLON 隔离面神经

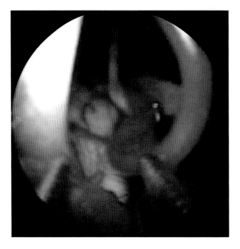

图 7-51 右侧小脑下前动脉压迫面神经

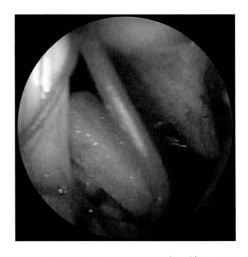

图 7-52 用 TEFLON 隔离面神经

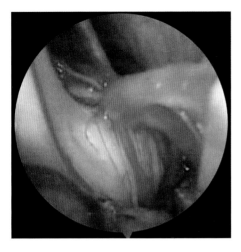

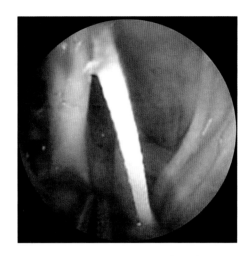

图 7-53　右侧小脑下前动脉压迫面神经　　　　图 7-54　用 TEFLON 隔离面神经

2. 椎基底动脉(图 7-55,图 7-56)

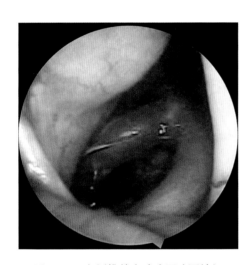

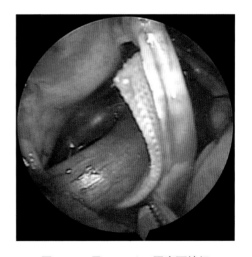

图 7-55　左侧椎基底动脉压迫面神经　　　　图 7-56　用 TEFLON 隔离面神经

3. 多条血管:椎基底动脉、小脑下前动脉或内听动脉(图 7-57~ 图 7-62)

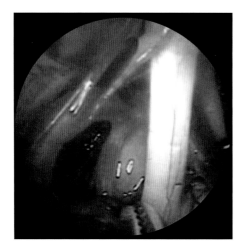

图 7-57　左侧小脑下前动脉与内听动脉

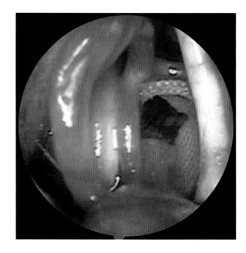

图 7-58　用 TEFLON 隔离面神经

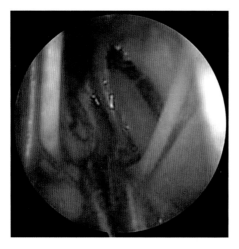

图 7-59　右侧小脑下前动脉与内听动脉

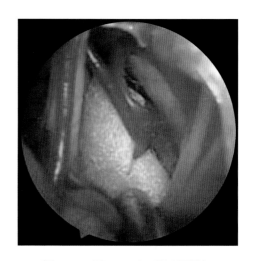

图 7-60　用 TEFLON 隔离面神经

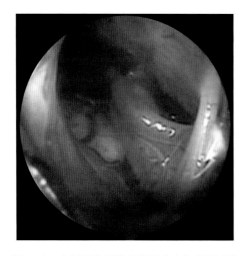

图 7-61　右侧小脑下前动脉及分支与内听动脉

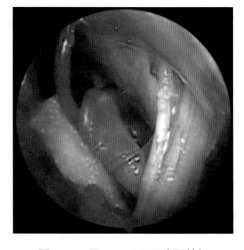

图 7-62　用 TEFLON 隔离面神经

4. 穿过Ⅶ、Ⅷ脑神经的血管（图 7-63~ 图 7-66）

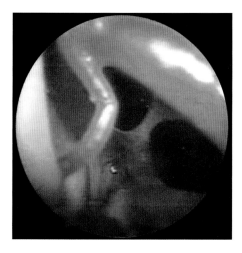

图 7-63　小脑下前动脉分支穿过Ⅶ、Ⅷ脑神经上方

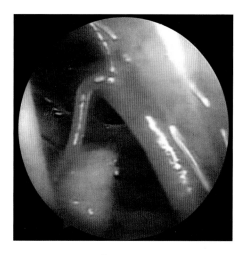

图 7-64　减压时未处理，术后面肌痉挛消失

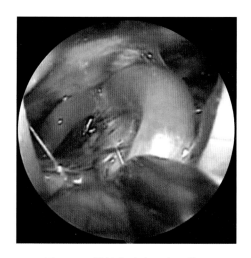

图 7-65　椎基底动脉压迫面神经

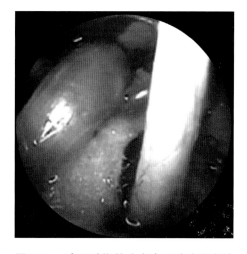

图 7-66　减压时将其分支内听动脉抬离神经根

第八章

内镜下迷走神经血管减压加舌咽神经切断手术治疗舌咽神经痛

一、舌咽神经痛的病因及治疗依据

乙状窦后入路桥小脑角舌咽神经切断术治疗舌咽神经痛已得到公认,但术后较高的复发率限制了手术的广泛开展。有学者加用迷走神经分支切断,手术复发率进一步降低,但术后咽部不适感明显(图8-1~图8-5)。根据三叉神经痛、面肌痉挛的病因是责任血管压迫和蛛网膜粘连,我们分析舌咽神经痛也应该存在相同的病因,即舌咽神经根区有责任血管压迫和蛛网膜粘连。

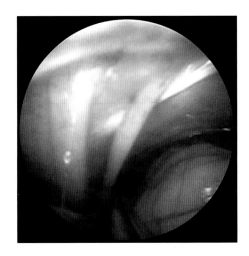

图 8-1　左侧舌咽、迷走神经

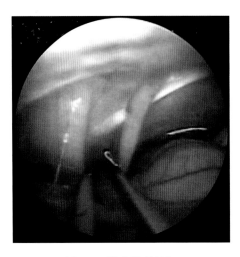

图 8-2　游离舌咽神经

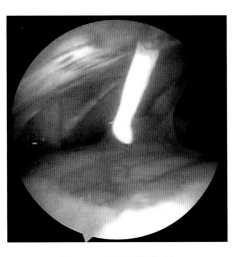

图 8-3　剪断舌咽神经

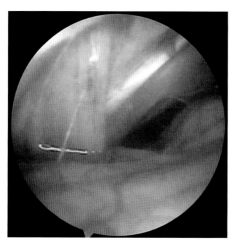

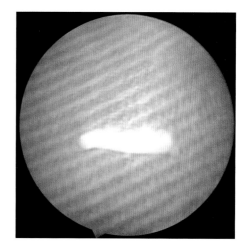

图 8-4　迷走神经、副神经　　　　　　图 8-5　切除的迷走神经内镜放大 4 倍

二、舌咽神经痛责任血管

舌咽神经痛责任血管指压迫在舌咽、迷走神经根区域引起舌咽神经痛的血管。同其他脑神经一样在舌咽神经出脑桥 2~3mm 处和根周 5mm 脑桥表面为中枢神经与周围神经的移行区，无神经髓鞘，称为敏感区，受刺激易引起神经冲动发生异常传导而致舌咽神经痛。寻找舌咽神经痛责任血管应在舌咽神经敏感区，即舌咽、迷走神经内侧小脑与脑桥之间舌咽、迷走神经出脑桥区的周围，手术中如果需要更大空间时可将小脑半球向外牵拉，以更好观察神经根区。

三、舌咽神经痛责任血管分类

主要有小脑下前动脉、脑桥动脉、椎基底动脉及各动脉的分支，有时可有多条责任血管（图 8-6~ 图 8-14）。

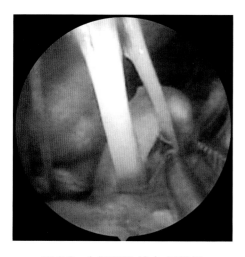

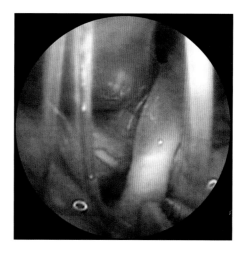

图 8-6　左侧舌咽、迷走、副神经　　　图 8-7　内镜继续深入见椎动脉、小脑下前动脉

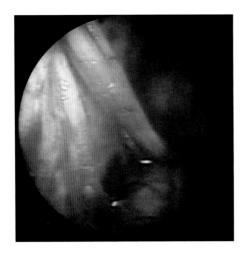

图 8-8 左侧舌咽、迷走、副神经

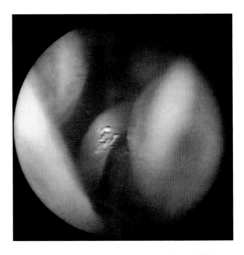

图 8-9 内镜继续深入见小脑下前动脉

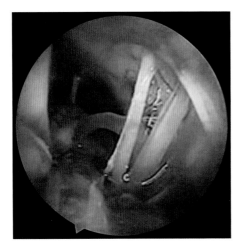

图 8-10 右侧舌咽、迷走、副神经

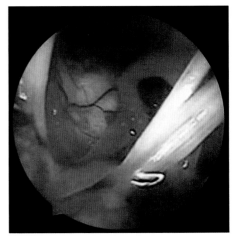

图 8-11 内镜继续深入见小脑下前动脉

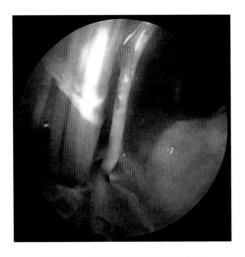

图 8-12 左侧舌咽、迷走、副神经

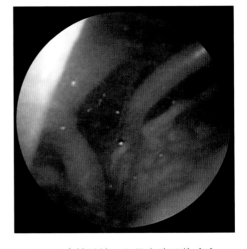

图 8-13 内镜继续深入见小脑下前动脉

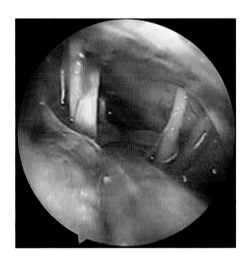

图 8-14　面、前庭蜗、外展、舌咽、迷走、副神经与小脑下前动脉

四、舌咽神经切断和迷走神经减压

1. 手术方法　患者仰卧侧头位,患侧在上,抬高上身约 20°。全身麻醉下取耳后横切口或纵切口约 5cm,采用乙状窦后入路,骨窗约 2cm×2cm,"⊥"形切开硬脑膜释放部分脑脊液使小脑下陷后进入桥小脑角。在内镜下手术,剪开桥池蛛网膜,探查脑神经Ⅶ、Ⅷ、Ⅸ、Ⅹ。充分松解舌咽神经和迷走神经根周围蛛网膜,探清舌咽神经和迷走神经根内侧的责任血管,自脑桥入根区至颈静脉孔剪断舌咽神经,游离迷走神经和责任血管,进行减压。灌注适量温生理盐水补充脑脊液,缝合硬脑膜及头皮各层,完成手术。

舌咽神经很细,手术切断后测量直径为(0.7±0.2)mm,而舌咽神经、迷走神经内侧的动脉责任血管的直径均超过舌咽神经的直径,在舌咽神经与动脉责任血管之间加 Teflon 后,导致舌咽神经明显变形且受压,故多采用舌咽神经切断。考虑到单纯舌咽神经切断术有一定的复发,迷走神经分支切断可提高手术成功率,我们在舌咽神经切断的基础上加用迷走神经减压术,最大限度保留了迷走神经的功能,提高了治愈率,收到较好疗效。

手术进入桥小脑角后,先在内镜下将舌咽神经、迷走神经周围蛛网膜完全分离,将舌咽、迷走神经与责任血管彻底游离。剪断舌咽神经应从舌咽神经出脑桥处到颈静脉孔,剪断舌咽神经的长度测量为(8.1±2.3)mm。我们将舌咽神经出脑桥处直至进入颅底之间的所有与舌咽、迷走神经有接触的血管均称为责任血管,其中小动脉分支呈袢状贴附于远离神经根区的往往不是责任血管,而位于舌咽、迷走神经根内侧的血管则更有意义。故手术在迷走神经内侧,用不易吸收,取材方便,隔离责任血管效果好的 Teflon,根据责任血管大小和与迷走神经根走行交叉情况,一般用双层支撑法、单层夹垫法等不同方式隔离责任血管和迷走神经。

2. 舌咽神经切断和迷走神经减压

例1(图 8-15~ 图 8-18)

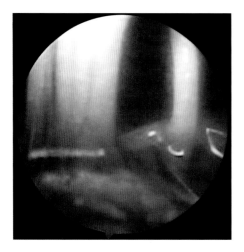

图 8-15　左侧舌咽、迷走、副神经

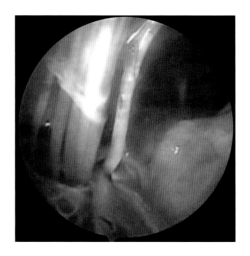

图 8-16　剪断舌咽神经

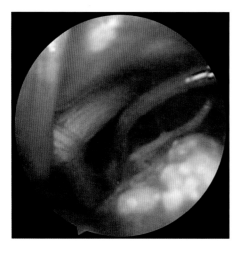

图 8-17　内镜继续深入见椎动脉、小脑下前动脉

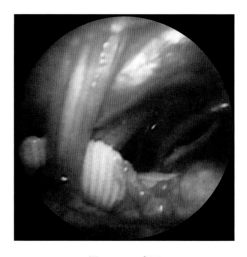

图 8-18　减压

例 2(图 8-19,图 8-20)

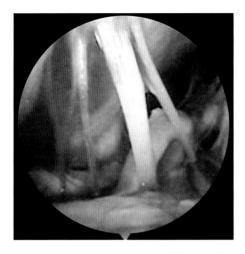 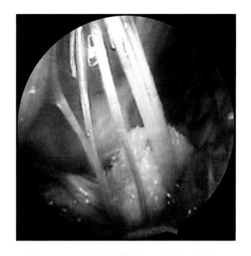

图 8-19　左侧舌咽、迷走、副神经与动脉　　　图 8-20　剪断舌咽神经、减压迷走神经

3. 内镜的应用　微创技术包括显微镜技术和内镜技术,舌咽神经痛手术可以在显微镜或内镜下进行,我们选用内镜技术,骨窗小,利用内镜的多角度与放大功能,使手术盲区几乎不存在,能从不同的角度很好地观察根区,不易遗漏责任血管,能很好地保护脑组织及神经。内镜下操作不需过度下压和牵拉小脑,可减少对脑组织的刺激和对神经的牵拉,能更清晰地显露根区,分离神经周围的蛛网膜,避免滋养血管的损伤,减少神经功能的丧失。我们在内镜下手术,责任血管发现率为 100%,且一次手术治愈率达到 100%,所以内镜手术有责任血管发现率高,脑和神经损伤小等优点。

第九章

内镜辅助下桥小脑角肿瘤手术

桥小脑角区域肿瘤临床并不少见,报道良性居多,该区域肿瘤中脑膜瘤最多,听神经瘤次之,其后为胆脂瘤,其余肿瘤则更少。以首发症状为三叉神经痛的桥小脑角肿瘤,则以胆脂瘤和神经鞘瘤最多,脑膜瘤次之。其病情进展较缓慢,可出现多组脑神经症状,但以三叉神经、前庭蜗神经症状多见。三叉神经痛是由肿瘤压迫引起的继发性三叉神经痛,而肿瘤切除后三叉神经痛立即消失,说明肿瘤压迫、刺激是引起三叉神经痛的病因之一。桥小脑角区域肿瘤对三叉神经根的压迫可引起继发性三叉神经痛,而三叉神经痛又可为桥小脑角区域肿瘤的唯一临床表现。

我们对桥小脑角区域肿瘤继发三叉神经痛的临床表现做了总结,其特征有:①疼痛发作频繁,持续时间长且疼痛剧烈,可出现"强直性发作";②有三叉神经麻痹症状,出现三叉神经分布区感觉减退,或出现感觉过敏,即对面部给予极轻微的刺激可诱发极为剧烈的疼痛发作;③三叉神经痛发病年龄低于40岁的患者应高度怀疑,但年龄不是重要依据;④部分患者可伴有面神经、前庭蜗神经或其他后组脑神经症状;⑤伴颅内压增高症状者极少见。

第一节　颅内继发性三叉神经痛病变的基本特点

1. 胆脂瘤　胆脂瘤(cerebellopontile cholesteatoma)又称表皮样囊肿(Epidermoid Cyst),是由外胚层异常细胞发展而成。任何年龄均可发病,以 20 岁 ~40 岁多见。该肿瘤常沿桥池间隙向周边发展,故多为不规则状、扁平形、或分叶状。有"见缝就钻"的特点。病程进展缓慢,有很长的潜伏期,多以三叉神经痛为首发症状而就诊,在肿瘤较小时只能在手术中才被发现。该肿瘤依临床表现可分为单纯三叉神经痛型、桥小脑角占位型、颅内压增高型。部分病例 CT 扫描(图 9-1)可见桥小脑角有不规则低密度区,CT 值略高于脑脊液,可近似于水,亦可为脂肪密度,少数可表现为与脑组织等密度或高密度,其密度取决于肿瘤内胆固醇、角蛋白的含量、钙化、出血等。有时也可为混杂密度。肿瘤多为不规则形,有沿脑池、脑沟潜在生长的特点。占位症状轻或无。较大的肿瘤可压迫脑干和脑室,使其移位、变形,四脑室闭塞,继而发生其他脑室扩大、积水征象,胆脂瘤一般无强化改变。另外,部分胆脂瘤的囊壁上可见弧线状钙化影。囊壁钙化是由于囊内容物溢于囊肿周围,引起继发反应、退行性变,而后钙质沉着所致。MR 有助于诊断。

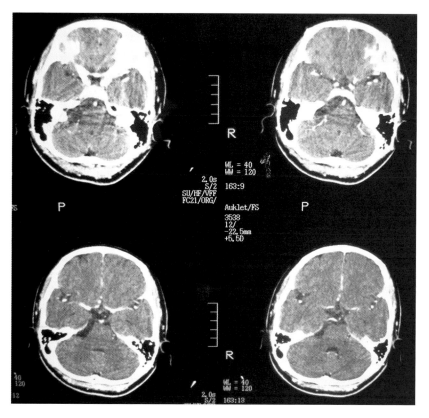

图 9-1 胆脂瘤的 CT 图片

MR 表现(图 9-2~ 图 9-8):T1 加权绝大部分为均匀的低信号,少数瘤体内含液态胆固醇或出血而呈高信号影。T2 加权呈明显的、均匀一致的高信号影,高于脑脊液信号。肿瘤包膜在 T1 加权呈中等信号,T2 加权呈高信号影。增强检查无强化效应。

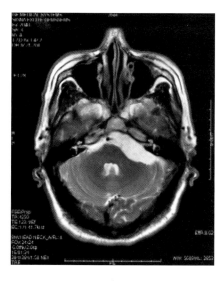

图 9-2 T2 像显示胆脂瘤

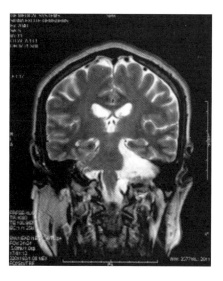

图 9-3 T2 像显示胆脂瘤

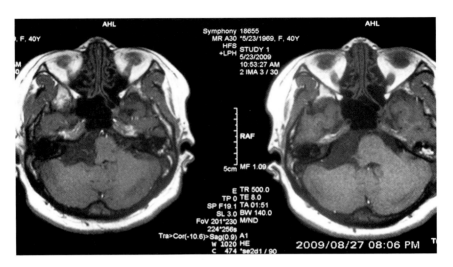

图 9-4　T1 像显示胆脂瘤

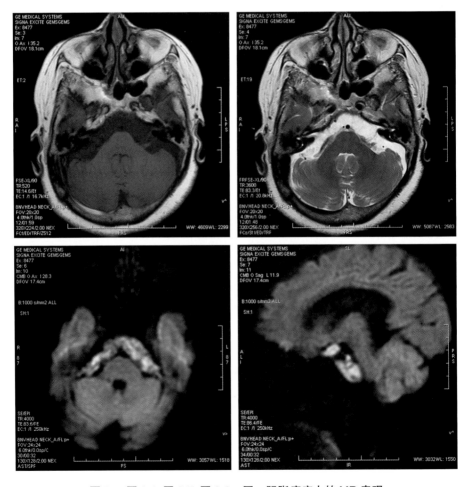

图 9-5、图 9-6、图 9-7、图 9-8　同一胆脂瘤病人的 MR 表现

2. 听神经瘤　听神经瘤（Acoustic neurinomas）早期多为前庭神经和耳蜗神经损害症状，随着肿瘤逐渐增大向前发展，首先累及三叉神经感觉根，将三叉神经根挤压在肿瘤的上极与脑桥、中脑之间，也可压迫面神经。随着肿瘤的增大可出现桥小脑角综合征，包括以前庭蜗神经、面神经、三叉神经损害为主，小脑损害和脑干受压移位症状和体征。绝大多数为单侧，一般由施万（schwann）细胞发展而来，多数发生于前庭神经，少数发生于耳蜗神经。易发生囊变和脂肪或黄色瘤样变。但多是在晚期才出现颅内压增高症状。

依肿瘤的大小与临床表现的关系将其分为四期。

第一期肿瘤的体积较小，只累及前庭神经和耳蜗神经，如出现头昏、眩晕、耳鸣、耳聋。眩晕症状往往较为短暂，当前庭神经完全受损后即消失。耳聋常为进行性加重，或者较长时间停留于某一水平，有时可被患者忽视。

第二期肿瘤直径在 2cm 左右，除前庭蜗神经损害外，已累及面神经和三叉神经。常出现角膜反射减弱或消失、面部麻木和感觉减退，少数出现三叉神经痛。有的患者可伴有较轻的三叉神经运动支和小脑半球症状和体征。

第三期肿瘤直径大于 3cm 者，Ⅸ、Ⅹ、Ⅺ脑神经、小脑半球及脑干损害症状和体征较明显。

第四期除上述症状和体征外，出现颅内压增高症状。听神经瘤绝大多数以听神经损害为首发症状，三叉神经症状出现于后。

纯音测听检查常可提示神经性耳聋。脑干听觉诱发电位（BAEP）显示同侧波Ⅴ的潜伏期（T5）延长或峰间时程（IPL）大于 0.2 毫秒，此种表现是诊断听神经瘤的重要标志之一。CT、MR 检查一般可确诊。

在 CT（图 9-9）平扫上，听神经瘤的典型表现为以内听道口为中心的等密度或略高密度之圆形或类圆形块影。少数为均匀低密度或混杂密度块影，表示瘤内有坏死或囊变，瘤内发生钙化者较少见。增强扫描时绝大部分肿瘤呈中等程度以上强化（CT 值比平扫时高出 20Hu 以上），如瘤内有坏死或囊变时，则呈非均匀性或环形强化。因听神经瘤为脑外肿瘤，瘤周水肿多较轻微，有时平扫时甚至看不到水肿征象，只有在增强后方可显示。同侧内听道口常较对侧增宽、扩大，局部骨质常有吸收破坏。MR 表现（图 9-10~ 图 9-13）：以内听道开口为中心

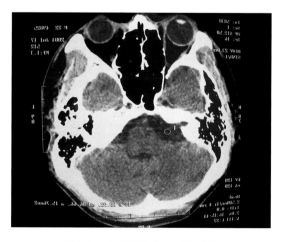

图 9-9　左侧听神经瘤 CT 图像

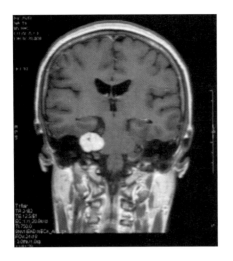

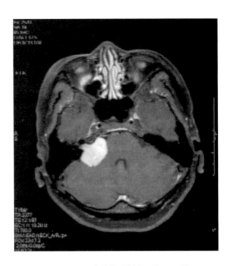

图 9-10　右侧听神经瘤 T1 像　　　　　图 9-11　右侧听神经瘤 T1 像

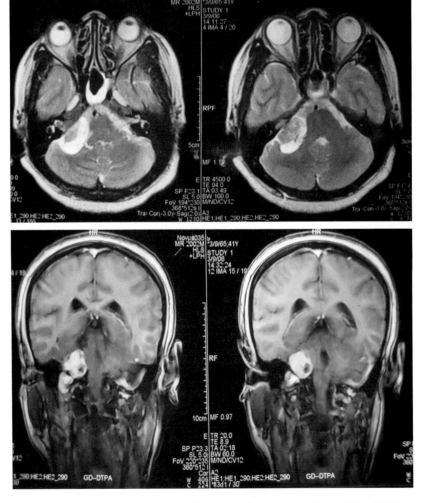

图 9-12、图 9-13　右听神经瘤 T2 像，混杂密度块影，表示瘤内有坏死或囊变

的肿瘤,伴有患侧前庭蜗神经增粗。肿瘤 T1 加权呈中等信号或中等与低信号影相间,T2 加权呈高信号。小的听神经瘤仅表现为前庭蜗神经结节样或幕状增粗;较大者导致脑干、小脑和第四脑室受压变形。增强后肿块实性部分明显强化;囊性部分无强化,患侧听神经明显强化。

3. 脑膜瘤(Meningioma)　桥小脑角脑膜瘤(Meningioma)多起源于岩上窦、岩下窦或乙状窦部位的硬脑膜,亦可起源于小脑幕切迹附近和颈静脉孔区向桥小脑角生长。各种类型的脑膜瘤均可发生,但以内皮型和纤维型多见。小型脑膜瘤以三叉神经痛为首发症状者并不多,临床症状不明显。

临床表现:因肿瘤起源的部位、扩展范围及自身的代偿功能各不相同,其临床表现亦多种多样,概括起来主要有:①头痛:较为常见,约有 60% 的患者以此为首发症状,疼痛部位多位于患侧枕部,可反射到患侧额部,疼痛原因可能与肿瘤附着于硬脑膜上生长,而直接刺激硬脑膜有关。②前庭蜗神经、面神经症状:耳鸣、耳聋及眩晕较常出现,但较听神经瘤出现晚而且轻。面神经受累时多表现为周围性面瘫,有少数出现面肌痉挛。③三叉神经损害症状:常见,不少患者为首发症状,常表现面部麻木和咬肌萎缩、三叉神经痛。④后组脑神经症状:进食呛咳、声音嘶哑等均在晚期出现。⑤其他表现:可有对侧肢体轻瘫,同侧共济运动障碍,颅内压增高等症状。

CT 扫描(图 9-14~ 图 9-16)可见桥小脑角圆形或类圆形等或略高密度影,一部分呈等密度,骨窗位可显示岩骨破坏,或增生及内听道扩大。边界清晰,具有脑外肿瘤的特征(如脑干、四脑室受压移位、变形,同侧桥小脑角池扩大等征象)。少数肿瘤因含有类脂质成分或因坏死,其内可见不规则低密度影,瘤周可见轻度水肿征象。有时瘤内亦可见多个小点状或不规则形钙化灶,甚至整个肿瘤均发生钙化,局部骨质可见增生或破坏征象。

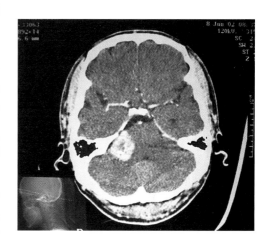

图 9-14　右侧脑膜瘤

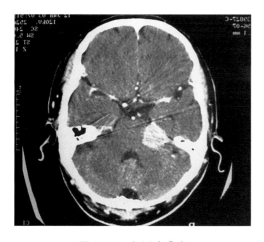

图 9-15　左侧脑膜瘤

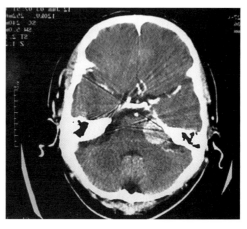

图 9-16　左侧脑膜瘤

　　MR(图 9-17~ 图 9-24)表现脑膜瘤在 T1 加权像上的信号与邻近脑组织的脑皮质相似,为等信号,而与脑白质比较为低信号。在 T2 加权像上为等信号。大部分脑膜瘤与邻近脑组织有一包膜相隔,T1 加权像、T2 加权像均表现为连续或不连续的低信号,肿瘤位于脑外的征象,如白质塌陷征、宽基底与硬膜相连、邻近颅骨改变等,强化扫描时肿瘤明显均一增强,并常见肿瘤紧贴于颅骨内板,脑膜瘤附着处的脑膜受肿瘤浸润有显著增强,称硬膜尾征。

　　4. 三叉神经瘤　三叉神经瘤(Trigeminal tumor)分型:三叉神经瘤分为神经鞘瘤(schwannoma)及神经纤维瘤(neurofibroma)等,生长缓慢、病程较长,是一种颅内的良性肿瘤,有包膜,属脑外肿瘤。约占颅内肿瘤的 0.2%~1%。依肿瘤部位不同可分为颅中窝型、颅后窝型和混合型。①颅中窝型:肿瘤多起源于三叉神经半月节。随着肿瘤体积的增大可影响海绵窦、眶上裂等周围相关组织结构。②颅后窝型:肿瘤起源于三叉神经后根,向桥小脑角处生长。颅后窝型三叉神经鞘瘤据文献报道较少,首发症状均为三叉神经痛。③混合型:肿瘤呈哑铃形,骑跨岩锥,一部分在颅中窝,一部分在颅后窝。颅中窝三叉神经瘤继续长大可压迫鞍上池与海绵窦。颅后窝三叉神经瘤可压迫桥小脑角与第四脑室。一般 CT、MR 检查

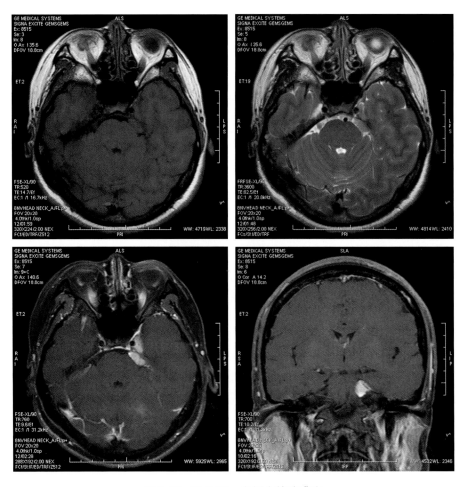

图 9-17~ 图 9-20　左侧小的脑膜瘤

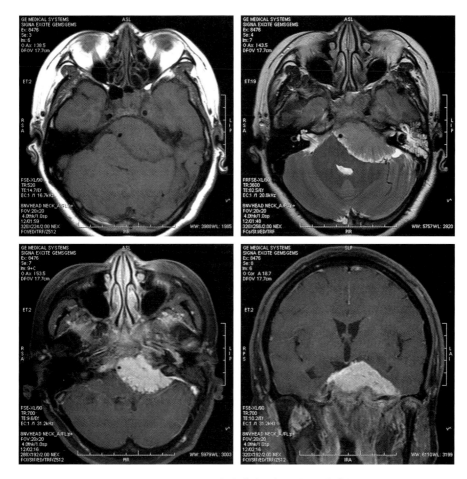

图 9-21~ 图 9-24　左侧巨大脑膜瘤,脑干受压,脑膜尾征明显

多能明确诊断。

　　诊断要点:三叉神经症状常为首发症状:以感觉和(或)运动功能障碍多见,少数患者出现三叉神经痛。疼痛往往为持续性烧灼样,常位于三叉神经第一、二支分布区域。少数为阵发性剧痛,但持续时间一般较原发性三叉神经痛为长,扳机点多不明显。发生于三叉神经根的肿瘤,主要为面部麻木或蚁行感,查体发现感觉减退;发生于三叉神经半月节的肿瘤疼痛较多见,而且为面部感觉减退与疼痛并存。邻近组织结构受累和颅内压增高症状,一般出现较晚。

　　CT 扫描:平扫为等密度或低密度病灶,或为囊性灶。位于颅中窝或颅后窝者,呈圆形或卵圆形,混合型者则呈哑铃形(图 9-25,图 9-26)。瘤体小者无或仅有轻微占位效应。位于颅中窝的较大肿瘤可压迫鞍上池和脑桥。位于颅后窝者可使脑干和四脑室受压移位、

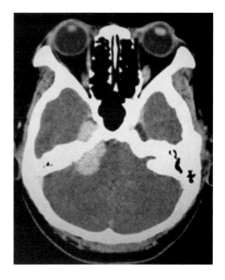

图 9-25　哑铃状骑跨颅中后窝

变形,同侧脑桥小脑角池较对侧扩大。岩骨尖部骨质常有吸收和破坏(图 9-27~图 9-29),但内听道大小、形态显示正常。增强扫描肿瘤呈均一或不规则环状强化。MR 扫描:T1 加权呈低信号,T2 加权呈高信号,常常跨越颅中、颅后窝。颞骨岩尖部在 T1 加权图像中呈现的高信号消失,肿瘤多位于桥小脑角前方,随着肿瘤的生长,向美克(Meckel)腔生长,圆孔及卵圆孔扩大。增强后多数明显均一强化,少数囊变者环形强化。病灶周围一般无水肿,位于桥小脑角区者,颞骨岩部尖端可见骨质吸收或骨质破坏。

5. 蛛网膜囊肿 蛛网膜囊肿在 CT 平扫(图 9-30)上表现为类圆形,边界清晰、锐利的水样低密度囊状影,囊壁菲薄。增强扫描时囊肿无强化征象。如囊肿与蛛网膜下腔相通,在做脑池造影时可见造影剂进入其内。较大的蛛网膜囊肿可使脑干和四脑室轻度受压变形、

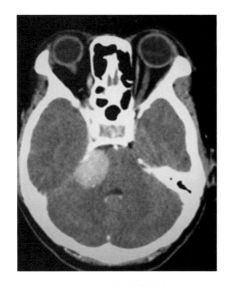

图 9-26 颅后窝部分

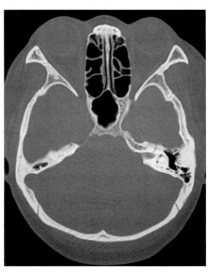

图 9-27 岩尖部骨质部分吸收

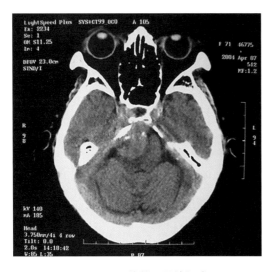

图 9-28 哑铃状三叉神经瘤

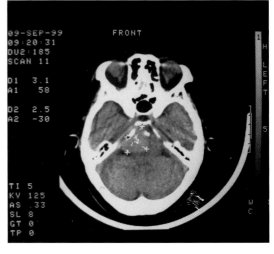

图 9-29 岩锥骨质部分吸收

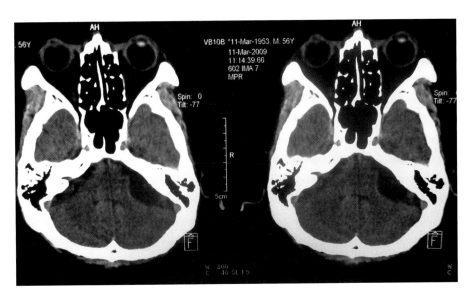

图 9-30　蛛网膜囊肿

移位。

6. 鞍旁海绵状血管瘤　CT 平扫多表现为等密度或略高密度块影,由于肿瘤位于硬膜外,故其边缘多较清晰、光滑,瘤周水肿不明显。肿瘤血管内常有血栓形成的机化、钙化甚至骨化影。CT 可表现为混杂高密度影。如瘤体反复出血并进入周围脑组织亦可发生囊性变,CT 表现为混杂低密度影。增强扫描时瘤体明显被强化,其幅度超过其他肿瘤。

7. 要注意基底动脉钙化(图 9-31)

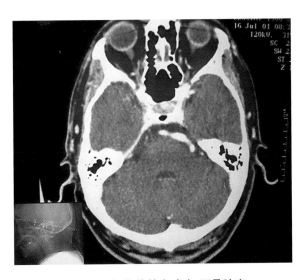

图 9-31　钙化的基底动脉,不是肿瘤

第二节 桥小脑角区域肿瘤手术径路的选择

桥小脑角区域手术入路有迷路后入路、枕后入路、幕上幕下联合入路和乙状窦后入路等数种。经过30例尸头解剖及模拟手术训练,我们发现经乙状窦后入路手术距离最近,最容易显露三叉神经、面神经及肿瘤,视野相对开阔,利于保护脑干及脑神经,唯一缺点是对小脑刺激较大,但相比之下所引起的副损伤最小。手术切除肿瘤时应在Ⅶ、Ⅷ与Ⅴ脑神经之间打开包膜或分块切除,所有操作均应尽量在二者之间进行,如此可避免较脆弱的前庭蜗神经,另外较细的滑车神经及展神经位于肿瘤的内侧,应注意保护。本组术中、术后出血少,神经永久性损伤率较低,脑功能无异常改变。故应用耳后小切口乙状窦后入路可使桥小脑角区域肿瘤的全切率明显提高,保护了脑及神经等重要结构,防止了死亡等并发症的发生,是理想的进路模式。

第三节 内镜的应用

桥小脑角区域位置较深,结构复杂,无论何种径路均因视角受限而存在不同程度的手术盲区,不利于操作,容易导致病灶残留。若为提高肿瘤的全切率而扩大手术暴露范围,往往引起更大的副损伤,不符合微创功能性神经外科手术的要求。我们采用内镜辅助的方法,利用其多角度与放大功能,能对每个部位进行清楚细致的观察,彻底切除肿瘤,并能很好地保护脑组织及神经,减少副损伤及并发症的发生。

1. 手术前充分准备 包括控制血压、血糖、血脂,稳定患者情绪,调整患者的心肺肝肾功能。手术前进行详细的 CT、磁共振造影检查,明确肿瘤的位置、大小、周围毗邻关系、了解包膜是否完整,其血液供应、脑干受压情况等。

2. 手术方法 手术采用全身麻醉。取患者仰卧向健侧侧头位,抬高上身20°。取耳后沟中点向后横切口约6cm,保护好枕大神经、血管,采用乙状窦后入路,骨窗大小约3cm×3cm,硬脑膜"⊥"形切口进入桥小脑角。在冷光源导光束照明、显微镜与内镜下首先探清脑神经Ⅴ、Ⅶ、Ⅷ、Ⅸ、Ⅹ以及岩静脉等与肿瘤的关系,电凝切断岩静脉。胆脂瘤采用囊内法、脑膜瘤及神经瘤(纤维瘤)先采用囊内法,后采用分块切除法切除,对三叉神经等进行减压,注意保护好肿瘤内侧的Ⅲ、Ⅳ、Ⅵ脑神经及内下方的脑干。彻底切除肿瘤后充分止血,补充脑脊液,逐层缝合,完成手术。术后用地塞米松 10~20mg/d 共 3~5d,预防性应用抗生素,根据情况酌情应用甘露醇。术后均经病理证实。

3. 手术情况 术中发现胆脂瘤(图9-32~图9-39)无血液供应,神经瘤(图9-40,图9-41)血供为神经滋养动脉的细小分支,而小脑动脉并未向肿瘤供血,脑膜瘤(图9-42,图9-43)血供来自硬脑膜,但未见明显大血管。肿瘤均有完整包膜,对神经形成机械性压迫、刺激,神经根周围还可发现压迫神经的责任血管及蛛网膜粘连。

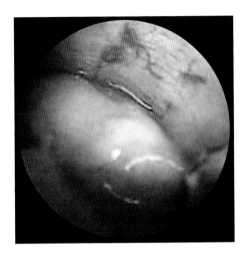

图 9-32　左桥小脑角胆脂瘤

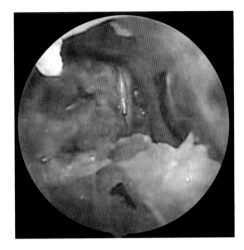

图 9-33　囊内法切除

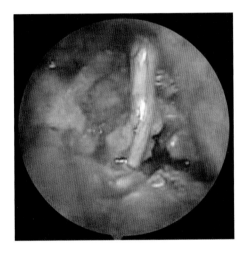

图 9-34　显露三叉神经

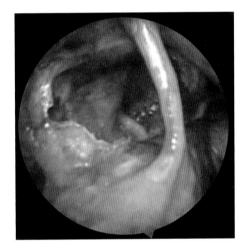

图 9-35　胆脂瘤完整切除后

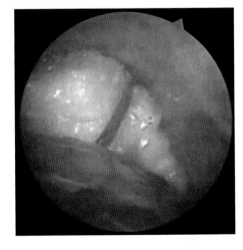

图 9-36　左桥小脑角胆脂瘤

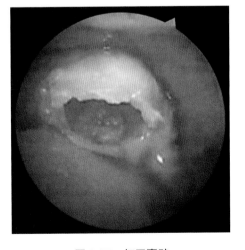

图 9-37　打开囊壁

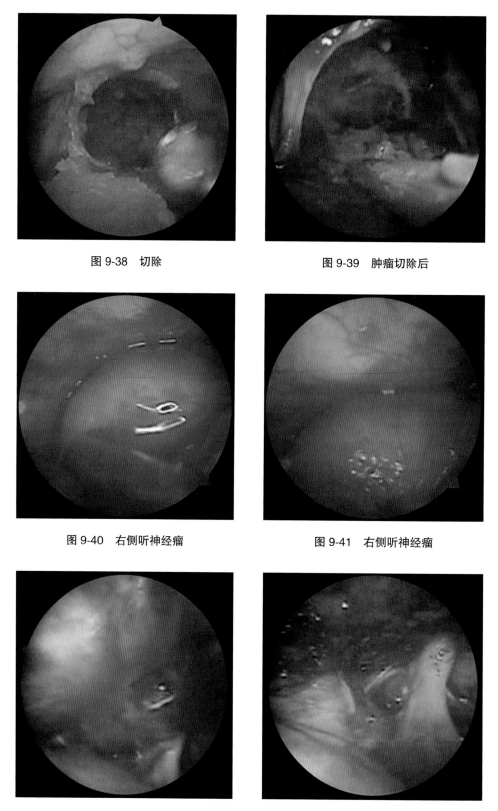

图 9-38　切除

图 9-39　肿瘤切除后

图 9-40　右侧听神经瘤

图 9-41　右侧听神经瘤

图 9-42　右侧脑膜瘤

图 9-43　切除后

4. 颅内压变化与脑水肿　术中切开硬脑膜后释放出较多脑脊液使小脑半球下陷获得开阔的手术视野及操作空间。尽管关闭硬脑膜前补充温生理盐水,但颅内压多偏低或正常。手术损伤主要体现在脑压板下压小脑半球及对神经的牵拉,或对脑桥表面的刺激。一定程度内的脑水肿是存在的,但大多情况下其程度不重。巨大肿瘤对脑干形成一定压迫者,一定要防止术后出现脑干移位或摆动。术后患者一般脑水肿不重,颅内压略低或正常,故甘露醇使用应量小,时间短,一般仅需 2~3 天。

5. 无菌性脑膜炎　胆脂瘤患者术后可因残存的胆脂瘤上皮刺激出现无菌性脑膜炎,只要做到彻底切除肿瘤,无残渣残留及手术后应用地塞米松可预防无菌性脑膜炎的发生。

第十章

内镜下神经微血管减压手术并发症的预防和处理

乙状窦后入路内镜下神经减压术已经在临床一定范围内开展,尽管手术属于微创范围,但仍有一定的并发症,国内外报道主要有死亡、术中出血、小脑血肿、幕上血肿、小脑水肿、颅内积气、脑积水、面瘫、听力下降、眼球肌肉麻痹、(滑车神经、展神经损伤)、面部麻木、脑脊液漏、术后感染、术后低颅压综合征、脑膜炎、枕部麻木、口角疱疹以及术后复发等,现分述如下。

1. 术中出血　该区域因手术入路狭小而较深,即使无出血显露和操作也较一般手术困难,况且出血后可使手术野不清,将严重影响手术操作,所以应从源头上减少术中出血。手术中出血的主要原因是横窦、乙状窦、岩静脉破裂出血、小脑半球表面动脉分支断裂出血和肿瘤出血。

静脉窦是硬脑膜分层增厚而产生的,内含静脉血,故横窦、乙状窦较周围硬脑膜突出且颜色深,容易区分。横窦、乙状窦出血发生在钻颅时或切开硬脑膜时不慎将横窦及横窦乙状窦交界处剪破。准确的骨窗定位是防止横窦乙状窦损伤的关键,骨窗前缘要显露出乙状窦的后缘,上缘要显露出横窦的下缘。乳突导静脉出血用骨蜡封闭或结合硬脑膜悬吊一般可止血。静脉窦出血应避免发生,因为静脉窦壁弹性和收缩性极差,若发生出血不可用电凝凝固,可用细丝线缝合并利用吸收性明胶海绵或肌肉筋膜压迫一般可止血,也可用肌肉筋膜加EC耳脑胶止血。对于较大的静脉窦撕裂出血,应首先压迫止血,然后扩大骨窗,观察能否用筋膜或人造血管修补,若不能则将出血静脉窦的上下各结扎两道止血。静脉窦出血时要防止空气进入静脉而致空气栓塞。

岩静脉是回流部分小脑半球和脑桥血流的一条静脉血管,是探查三叉神经根周围必须面对的血管,在不影响操作时,尽量不要电凝切断。岩静脉的出血主要原因有:①下压小脑半球扩大手术野时使岩静脉从岩上窦部分或完成撕裂,②未电凝岩静脉而进行神经周围操作时,使岩静脉从岩上窦部分或完成撕裂,③电凝岩静脉时蛛网膜牵拉或电凝功率过大使岩静脉从岩上窦部分或完成撕裂,④岩静脉未电凝彻底就剪断。针对岩静脉出血的主要原因,在实际操作中首先下压小脑半球不可用力过大,并且要注意方向,然后在分离岩静脉周围蛛网膜时应锐性分离,确保岩静脉不被撕裂,在电凝岩静脉前要使岩静脉完全游离,使用双极电凝时要确保电凝彻底后再切断,并尽量靠近小脑处切断。岩静脉未彻底电凝引起的出血在剪断后将岩静脉两断端再电凝即可。岩静脉在入岩上窦处断裂的出血往往难以控制。此时在看清出血部位后先用镊子或吸引器将脑棉顶在岩上窦出血处，并保持一定的压力，然后取一小块肌肉筋膜蘸上 EC 耳脑胶压迫在出血点，一般可止血。也可先应用骨蜡或可吸收止血纱放在岩上窦裂口处，用窄条脑压板压迫，时间一般为 5~10 分钟，若仍出血，再用肌肉筋膜加 EC 耳脑胶止血（图 10-1）。

动脉弹性较静脉好，动脉性出血发生几率较低。桥小脑角区域动脉分支较多，有小脑上动脉、小脑下前动脉、内听动脉、脑桥动脉以及椎基底动脉的其他分支，在进行神经血管游离过程中，若过分牵拉，容易造成出血。小脑半球表面血管的保护主要靠脑棉，用脑棉将手术入路所经过的小脑组织保护好即可防止出血。即使出血一般先用吸

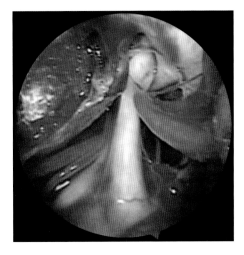

图 10-1　岩静脉出血用肌肉筋膜加 EC 耳脑胶止血

收性明胶海绵或棉片压迫止血，也可用双极电凝凝固处理，一般均易止血。在分离神经根周围蛛网膜时，应在明视下锐性分离，这样可避免小血管破裂。若小血管破裂应先用吸收性明胶海绵或棉片压迫止血，也可用等体温生理盐水冲洗止血，尽量避免使用双极电凝，因双极电凝存在的热辐射可对脑组织及神经产生损伤。一定要保护好该区域神经根周围较大动脉血管，因为一旦损伤出血，手术野显露较差，操作困难，出血点不易判断，止血相当困难。此时切忌慌乱，要保持手术入路畅通，用较粗的吸引器管尽快吸除积血，找到出血点，用双极电凝止血，此处用双极电凝止血时，一定要用较弱电流量，以免造成脑干、神经及周围组织损伤，造成灾难性后果。若小脑发生膨出，要尽快切除部分小脑，畅通手术野，寻找出血点止血。

另外对硬脑膜滋养动脉性出血一般用双极电凝控制，当然用双极电凝时，一定要用较弱电流量，防止硬脑膜发生挛缩在关颅时无法完成封闭硬脑膜，引起术后脑脊液漏或头皮下积液。

防止出血最关键的是熟练的解剖知识、良好的手术照明和精细准确的操作。有出血的患者手术后要常规进行腰椎穿刺。

2. 术后出血

（1）手术野出血：因岩静脉出血或小脑半球表面小血管出血或桥小脑角动脉出血，手术中止血不彻底，或虽然手术中暂时止住血，手术后因患者清醒、血压升高、咳嗽、屏气、排便等导致颅内压升高而再次出血所致。因此，在关颅时应反复用等体温生理盐水冲洗手术野，观察，反复确认无活动性出血，确保无误后才可以关颅。

（2）小脑半球血肿：发生小脑半球出血的患者多存在潜在的凝血机制障碍。手术后因患者清醒、血压升高、咳嗽、屏气、排便等导致颅内压升高而导致小脑实质出血。另外，术中释放脑脊液过快，而致小脑半球突然塌陷，或小脑半球未塌陷时，就急于用脑压板牵拉下压小脑组织而致桥静脉或小脑实质内血管损伤出血，若手术中出血量小未发现，手术后可因小脑水肿，颅内压升高而出现症状。因此，在探查桥小脑角区域时，要先缓慢放出桥池的脑脊液，待小脑半球充分塌陷后，再进行相关手术操作，并且整个手术过程中尽量避免压迫小脑

半球。

(3) 手术远隔部位出血:多发生在年龄较大、有严重脑萎缩的患者,其发生原因是切开硬脑膜后,脑脊液释放过快,颅内压下降过快,引起远离手术部位的脑组织从硬脑膜剥脱或硬脑膜从颅骨剥脱,同时牵拉撕裂血管引起硬脑膜下或硬脑膜外出血。因此,预防手术远隔部位出血最主要的是在切开硬脑膜后释放脑脊液一定要慢,可用脑棉堵住硬脑膜切口以控制脑脊液释放的速度。

(4) 临床表现及处理:根据出血量的多少,临床表现轻重不一。

对于手术野出血和小脑半球出血,患者主要表现出血压升高、神志不清、瞳孔、心率和呼吸节律的变化以及病理反射的出现,因此术后应严密观察病情变化,必要时及时复查 CT,如为小量出血,给予应用止血药、脱水剂和糖皮质激素等保守治疗,如血肿较大,出血量超过 10~15ml,应积极进行手术探查,行血肿清除加颅后窝减压术。手术后要常规进行腰椎穿刺。

对于手术远隔部位的出血,因为患者多存在脑萎缩,并且手术后患者处于相对低颅压状态,少量的出血可无任何相关症状。临床一定要引起重视,密切注意病情变化。随着出血量的增加,可出现相关区域脑组织受压和颅内压增高的症状和体征,应及时行 CT 检查,进行钻颅血肿引流或开颅血肿清除术。

3. 颅内积气　乙状窦后入路内镜下神经减压术后颅内积气发生率并不高,其发生原因主要有:①年龄大于 80 岁,②有严重脑萎缩,③仰卧侧头位手术,头位过高,④手术中释放脑脊液过多、过快等,致使气体从桥小脑角手术野经小脑幕孔进入颅中窝、颅前窝,手术后随患者体位变动集聚在大脑额叶前方硬脑膜下,气体对大脑额叶形成压迫,造成脑水肿、颅内压增高,引起临床症状。

颅内积气的临床表现主要有:患者出现幻觉、幻视以及多梦等精神症状和意识障碍,出现无意识的不自主运动,还表现出颅内压增高症状。这些症状一般在手术后 12 小时左右出现,需及时行 CT 检查,了解积气量。若积气量少于 15ml,只需给予小量糖皮质激素、脱水剂及适当镇静等对症处理,一般 24 到 48 小时后症状可消除,若积气量在 15ml 到 30ml,除以上处理增加剂量外,要严密观察病情变化,必要时尽快钻颅引流积气。若积气量大于 30ml,则应立即钻颅引流积气。

钻颅点应选在前额部最高点,切开硬脑膜将积气放出后,向颅内注入相当量的等体温生理盐水,并放置引流管。钻颅后继续给予糖皮质激素、脱水剂及适当镇静等对症处理,可用小剂量尼莫同微量泵持续泵入,引流管应稍高于头部固定,一般在钻颅后第三天拔出。

对于可能发生颅内积气的患者要注意预防。方法有:①可采用侧卧位手术。②仰卧侧头位手术时,采用水平头位或适当降低的头位。③同预防手术远隔部位出血一样,切开硬脑膜后释放脑脊液一定要慢,可用脑棉堵住硬脑膜切口以控制脑脊液释放的速度。④加快手术速度,减少颅内操作时间。⑤在缝合硬脑膜前,进一步放低头位,并向术腔灌注适量等体温生理盐水。只要做好以上几点,颅内积气多可预防或减轻。

4. 脑梗死或脑缺血性改变　脑梗死或脑缺血性改变发生率极低。超过 50 岁的患者多存在不同程度的动脉硬化,患者可有高脂血症、糖尿病、高血压等,加上手术前禁饮食、患者循环血容量下降、手术刺激、失血以及手术后卧床等因素,在手术后可发生脑梗死或脑缺血性改变,出现相关临床症状。

根据患者手术后表现出的症状体征,及时行 CT、MR 检查。小面积的脑梗死或脑缺血性改变,给予复方丹参、银杏叶制剂,小剂量阿司匹林和神经营养药物,颅内压增高者加用甘露醇、糖皮质激素。若出现大面积脑梗死或脑缺血性改变,在保证安全的前提下,在严密的病情观察下,在上述处理的基础上再加小剂量的溶栓剂。

预防脑梗死或脑缺血性改变要做到:①充分的手术前准备,将血糖、血脂、血压控制在正常范围内,②麻醉前补充 500~1000ml 平衡液以稀释血液,③手术中不用脱水剂,④麻醉控制不要过深,防止血压过低,组织灌流不足,⑤手术后即刻给予尼莫同持续泵入,同时要注意血压不能下降太多。

5. 术后小脑半球肿胀　术后小脑半球肿胀发生率很低,但因邻近脑干,容易出现不良后果。患者主要表现出严重头痛、呕吐、烦躁、意识恍惚等小脑受损、脑干受压和颅内压增高症状。其发生的原因不清,可能与小脑受手术刺激或过多处理了供应小脑的静脉有关。根据我们经验,尽管我们在大多数情况下处理了岩静脉,但手术后发生小脑肿胀者只是个例。所以除了术中尽量保护或慎重处理岩静脉及其他静脉、减轻手术对小脑的刺激外,术后小脑半球肿胀很难预防,重在及早发现和治疗。手术后出现上述症状时应及时行 CT 检查。在用糖皮质激素、脱水剂等治疗观察不见好转时,可进行手术探查,扩大骨窗,行颅后窝减压以避免脑疝的发生。手术后发生小脑半球肿胀属于意料外情况,要引起高度重视。

6. 术后三叉神经痛或面肌痉挛未解除　随着手术操作技术的不断成熟,对疾病、责任血管和神经减压等理解的不断加深,手术后患者原有三叉神经痛或面肌痉挛仍存在、无缓解的发生越来越少,一次性手术成功率超过 99.5%。其发生原因主要有:①血管减压不彻底或遗漏责任血管,此种情况多因手术中小脑下陷,牵拉血管远离神经,手术中未对其减压造成,②手术植入的隔离神经血管的 TELFON 压力过大或 TELFON 对神经形成新的刺激,③术前询问病史和体检不仔细或影像学检查不全面,对疾病的病因诊断不明,如将耳源性、鼻源性、牙源性、带状疱疹后、先天性畸形等引起的以三叉神经痛为症状的其他疾病或其他性质的疼痛误诊为三叉神经痛,将面神经麻痹引起的联带运动、MEIGI 综合征等误诊为面肌痉挛而进行手术。其中以前两条为最常见。

为提高一次手术成功率,要做到:①手术前明确诊断,明确病因,常规 CT 血管造影或 MRI 检查有绝对的必要,②发现和处理好责任血管,这也是手术成功的关键。使用不同角度内镜探查,从不同的角度很好地观察根区,尽量做到不遗漏责任血管。另外采用何种减压方式才能使神经达到最佳减压效果需要根据责任血管与神经的关系和手术者的经验,在手术中灵活掌握,③减压神经尽量使用薄的 TEFLON,尽可能使 TEFLON 与神经无接触,即在完成神经减压时,责任血管对神经无压力,TEFLON 对神经也不要有压力,④可以采用局麻进行手术,在完成神经减压后,测试患者原疼痛的发作部位,如用手反复揉搓原痛区或刺激扳机点,询问患者是否还有疼痛发作,或让患者做面部表情肌肉的运动,如闭眼、皱眉、鼓腮,观察是否还有面肌痉挛发作,如原疼痛或痉挛仍有发作,手术者应进行隔离物位置的调整,或进一步查找责任血管,直至疼痛或痉挛不能诱发为止,⑤神经根周围的蛛网膜粘连要彻底松解,在必要时我们将神经进行梳理,以求得神经无压力。

7. 术后复发　从理论上讲,手术应该使三叉神经痛、面肌痉挛、舌咽神经痛得到彻底缓解和根治,但在具体实践中,手术者受各种条件的制约或患者特殊体质的影响,致使手术有一定的复发率。其原因主要有:①责任血管没有彻底与神经分开,神经没能得到彻底减压,只是手术对神经造成的牵拉等损伤使疼痛或痉挛暂时消除,待神经修复,功能恢复后疼痛、疼挛再次发作,②术中虽然神经彻底减压,但TEFLON太小或放置不当,术后小脑、脑干复位,随着脑搏动,责任血管复位再次压迫三叉神经、面神经(图10-2),③责任血管已减压,而原来不是责任血管的血管变为责任血管。因随着患者年龄的增大,动脉硬化、脑萎缩加重,原来远离神经的动脉走行发生变化而贴附压迫神经变成新的责任血管,致使疾病复发,④术后继发蛛网膜粘连,多因术中出血、术后感染或手术刺激引起局部炎症反应,造成神经周围发生蛛网膜粘连,粘连带重新压迫神经根,致使疾病再发(图10-3~图10-6)。

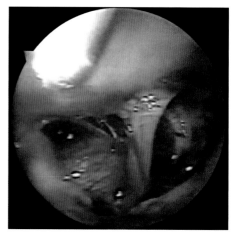

图10-2 原手术隔离三叉神经与基底动脉的Teflon向内移位

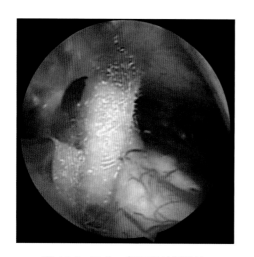

图10-3 Teflon与三叉神经粘连

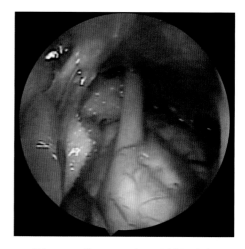

图10-4 将Teflon与三叉神经分离

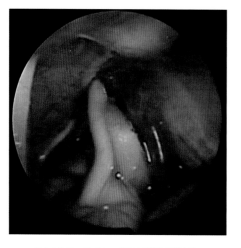

图10-5 Teflon与三叉神经粘连

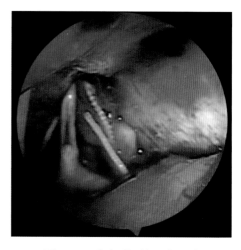

图10-6 分离后更换隔离材料

对于复发病例的处理有两种方法。一是保守治疗,二是再次手术。

保守治疗是针对复发后症状较轻的患者,如三叉神经痛复发,给予卡马西平口服,天麻素静脉滴注,也可行封闭、射频等治疗;面肌痉挛复发,给予肉毒素封闭等治疗。

若保守治疗效果差,可行二次手术。第二次手术前要做好充分的准备,从原切口入路。小脑多有不同程度的液化,且与硬脑膜粘连,应仔细分离硬脑膜与小脑粘连,进入桥小脑角。注意观察原手术岩静脉是否已经电凝剪断。探查神经周围有否上述引起复发的①②③的情况,若有,加用新的 TEFLON 重新减压神经,若为上述第④种情况,即神经周围蛛网膜粘连,此时再分离原责任血管相当困难,要防止神经损伤,尤其注意不要造成术中出血,需仔细从神经与 TEFLON 之间分离,重新隔离固定责任血管,如遇到游离神经确有困难的情况,可改为神经梳理术或 Dandy 手术。

8. 脑脊液耳鼻漏、切口皮下积液　耳后小切口乙状窦后入路颅后窝手术后发生脑脊液漏多为脑脊液耳漏或鼻漏。其发生是因为:开骨窗时打开了乳突气房,手术结束时乳突气房未给予封闭或封闭不严密,同时硬脑膜切口缝合不紧密,手术后脑脊液进入乳突气房、鼓室,经咽鼓管至鼻咽部,由鼻腔流出或由咽部咽下发生脑脊液耳鼻漏。其临床表现:术后脑脊液由术侧鼻孔滴出,尤在患者坐位时更加明显,漏出液经化验检查,含蛋白少而有糖(鼻涕黏液中蛋白含量高),发生逆行性颅内感染时,患者出现头痛、发热等症状。

只要将打开的乳突气房和硬脑膜切口处理好,脑脊液耳鼻漏是可以预防的。手术中一旦打开乳突气房,一定要用骨蜡严密封闭,并在皮下缝合前再次确认。而对硬脑膜缝合要严密对位,因硬脑膜弹性差,缝合后留有空隙的,一定要用肌肉筋膜加固或用医用胶封闭,也可使用人工硬脑膜。

脑脊液漏一旦发生应及时处理,包括:①患者平卧位或斜坡卧位 30°,适当限制活动,②避免增加颅内压的因素,如严禁用力擤鼻或堵塞鼻孔,尽可能不要屏气,保持大便畅通,秘结者应给缓泻药,有咳嗽不适者应用镇咳药,③加强应用可通过血 - 脑屏障的抗生素,预防颅内感染的发生,④刀口加压包扎,⑤必要时用脱水剂,⑥严重者行腰椎穿刺或脊蛛网膜下腔置管,脑脊液持续外引流。一般经上述处理 3~5 天脑脊液漏可逐渐减轻、停止。若较长时间不愈或漏出的脑脊液量不见减少,应及时手术探查,进行硬脑膜漏修补。

切口皮下积液的发生较脑脊液漏常见,因硬膜缝合不严密,脑脊液外溢于皮下骨窗外,局部肿胀、高起、压之凹陷,重者肿胀弥漫至整个头皮下,患者除感切口区胀痛、头皮下神经痛外,多无其他不适。切口皮下积液影响刀口愈合。其处理同脑脊液漏,另外根据需要局部加用红外线照射可明显促进积液的吸收。

9. 术后感染、刀口愈合不良　随着消毒隔离、无菌技术的提高和普及应用,发生手术后感染极其少见。现在条件下,颅内感染不应该发生。

发生切口感染者以切口处疼痛为主,为程度较剧烈的持续性跳痛,刀口换药时可见局部有红肿热痛等炎症表现,应给予清洁换药、理疗以及加强抗生素等处理。

发生颅内感染者临床表现为剧烈头痛且范围广泛,常伴发热、恶心、呕吐,多有颈抵抗感或颈项强直等脑膜刺激症状,血常规及脑脊液均有炎性改变。发生颅内感染后,要高度重视。①腰椎穿刺取脑脊液进行细菌培养并药敏试验,同时进行血液细菌培养加药敏试验,以便选择敏感抗生素,②在药物敏感试验结果出来前,选择能通过血 - 脑屏障的强效广谱抗生素,必要时可联合应用,③防治脑水肿,使用脱水剂、糖皮质激素、新鲜血浆等,④加强营养支持治疗,保持酸碱平衡,防止水电解质紊乱,⑤鞘内给药,先行腰椎穿刺缓慢释放脑脊液,同时给予鞘内注射抗生素,每日一次或隔日一次,因为患者多有颅内压增高,故释放脑脊液一定要缓慢,每次在 10~30ml 之间,注入的抗生素溶液在 5~15ml 之间即可。

术后感染重在预防,一定要做好手术前皮肤准备、手术前皮肤消毒,手术器械物品消毒,和手术中严格无菌操作,糖尿病患者要高度重视。

10. 术后低颅压综合征　低颅压综合征见于手术中释放脑脊液过多的患者,年龄较大,脑萎缩严重的患者发生率更高。临床主要表现为头痛、恶心、呕吐,有时与术后脑水肿、颅内继发出血所致的颅内压增高症状难于鉴别,当临床鉴别困难时应即行头颅 CT 检查,以免延误治疗。明确为低颅压综合征后,首先让患者保持平卧或头低位,适当限制活动,同时增加补液量、摄入量,并给予对症处理。一般 2~3 天颅内压恢复正常后症状即可消失。

11. 脑功能障碍　脑功能障碍中以小脑功能障碍常见,多因手术中出血、手术后小脑血肿、缺血和小脑水肿等原因造成,临床主要表现为手术侧共济运动障碍,要根据具体情况给予针对性处理。只要处理得当,共济运动障碍一般可消除,严重者也可得到很好的代偿。脑干功能障碍发生几率极低,后果严重,除非存在桥小脑角区畸形,只要手术精细操作一般不会发生。

12. 脑神经功能障碍　脑神经功能障碍是因为手术中神经受到直接损伤或牵拉刺激或手术后神经供血受到影响等因素而发生,另外使用双极电凝时产生的热辐射也可对神经造成不同程度的损伤。在桥小脑角区的Ⅳ、Ⅴ、Ⅵ、Ⅶ、Ⅷ、Ⅸ、Ⅹ、Ⅺ脑神经均有可能发生功能障碍。

(1) 三叉神经受损、面部麻木:多发生在三叉神经Ⅱ、Ⅲ支分布区,有时Ⅰ、Ⅱ、Ⅲ支分部区均出现麻木,表现为痛觉下降、丧失而触觉存在。多数患者面部麻木较轻不影响生活质量,少数患者可因感觉障碍出现咬破腮部、口唇,口角存留饭渣等而自己不知道的情况。若三叉神经Ⅰ支损伤,容易合并结膜炎、角膜炎。若三叉神经运动根损伤,可引起同侧咬肌、颞肌、翼内肌、翼外肌的瘫痪,影响咀嚼运动,严重者可造成神经性肌肉萎缩,影响容貌。

(2) 面神经损伤、面瘫:面神经损伤主要表现为术侧周围性不完全性面瘫:面肌无力、额纹变浅或消失、眼裂闭合不全、鼻唇沟变浅、口角向健侧偏斜等,面神经功能评级多在 2/6 级到 3/6 级。另外患者可有同侧味觉下降、泪液减少等不适。因瞬目反射反应迟钝,部分患者可合并结膜炎、角膜炎及暴露性角膜溃疡。

介绍一套面肌锻炼方法:①努嘴训练:努嘴主要靠口轮匝肌收缩来完成。进行努嘴训练时,用力收缩口唇并向前努嘴,努嘴时要用力。口轮匝肌恢复后,患者能够鼓腮,刷牙漏水或进食流口水的症状随之消失。训练努嘴时同时训练了提上唇肌、降下唇肌及颏肌的运动功能。②耸鼻训练:可促进压鼻肌、提上唇肌的运动功能恢复。有少数患者不会耸鼻运动,在训练时应注意用力方向。③抬眉训练:抬眉动作的完成主要依靠枕额肌额腹的运动。在轻、中度面瘫中,枕额肌额腹的运动功能最容易恢复。可嘱患者上提健侧与患侧的眉毛,有助于抬眉运动功能的恢复。④鼓腮训练:鼓腮训练有助于口轮匝肌及颊肌运动功能的恢复。鼓腮漏气时,用手上下捏住患侧口轮匝肌进行鼓腮训练。患者能够进行鼓腮运动,说明口轮匝肌及颊肌的运动功能可恢复正常,刷牙漏水、流口水及食滞症状消失。⑤闭眼训练:闭眼的功能主要依靠眼轮匝肌的运动收缩完成。训练闭眼时,嘱患者开始时轻轻地闭眼,两眼同时闭合 10~20 次,如不能完全闭合眼睑,露白时可用示指的指腹沿着眶下缘轻轻的按摩一下,然后再用力闭眼 10 次,有助于眼睑闭合功能的恢复。

(3) 蜗神经、前庭神经损伤、耳鸣、听力下降、眩晕:对三叉神经、面神经疾病,尤其探查处理面神经,手术均需越过前庭蜗神经才能进行,尤其在分离责任血管时、往往会损伤神经根部的滋养毛细血管,或刺激内听动脉引起痉挛,造成短暂缺血,影响内耳血液循环。甚至因操作不熟练、器械直接损伤前庭蜗神经。临床主要表现为手术侧耳鸣、耳闷、听力下降和眩晕。

(4) 滑车神经、展神经、复视:多因分离三叉神经根上方、面神经内侧蛛网膜时牵拉或触、碰滑车神经、展神经所致。因滑车神经、展神经在桥小脑角区域内细长,无依附固定,在分离蛛网膜的过程中,若动作粗暴,容易引起间接或直接的损伤。患者表现为双眼同时向手术侧视物时出现重影,而向对侧视物时则重影消失。

(5) 舌咽神经、迷走神经损伤、咽部不适、吞咽困难:因舌咽神经痛手术中需剪断舌咽神经,故患者手术后可出现同侧咽部不适,但大部分患者的不适很轻,不影响吞咽、进食。若迷走神经同时损伤较重,或出现相对应脑干的损伤,则患者可出现不同程度的吞咽困难,表现为进固体食物时咽下困难,进流质时发生呛咳。发生吞咽困难的情况极少见。

手术者具备精细的解剖知识和熟练的操作技术,在内镜辅助下进行显微手术,是减少或避免神经受损发生的关键。手术后发现患者有神经损伤症状后,要及时处理,包括:①分析引起神经损伤的原因,采取针对性治疗,②应用神经营养药物,维生素 B_1、甲钴胺等,③应用促神经修复药,神经生长因子、神经节苷脂等,④应用改善神经血液循环药物,尼莫同、维脑路通、银杏叶制剂等,⑤糖皮质激素的应用,⑥恢复期辅以功能锻炼、针灸、理疗、高压氧治疗等综合治疗更有助于减少后遗症的发生。

多数手术所产生的神经功能障碍为一过性的,经上述处理,神经损伤多可在 1 周到 3 个月恢复,只有极少数留有后遗症。但要注意蜗神经的损伤很难恢复,少数可留有永久性听力障碍。

13. 手术后头晕、头痛 手术后患者发生眩晕一般是由于手术过程刺激前庭神经及小脑被牵拉受刺激所引起。临床表现主要为发生旋转性眩晕,严重者发生恶心、呕吐、不敢睁眼、有倾斜感、出现水平性眼球震颤。应排除小脑、脑干出血、缺血等其他并发症。出现眩晕的患者,可用镇静药物,如用异丙嗪、安定、苯巴比妥钠或眩晕宁等对症治疗,一般 2~3 天即可消失。

手术后出现的头痛多与血性脑脊液刺激、颅内压增高、低颅压综合征、颅内出血、感染等有关,需区别对待。

14. 患侧枕部麻木 患侧枕部麻木是因为耳后切口过大,切断枕大神经、枕小神经等所致。所以皮肤切口不要过大,以 4~5cm 为宜,小骨窗完全可以充分显露,达到手术操作目的。有时在横切口后方可解剖出枕大神经及伴随的枕动脉,要给予保护。如术中切断了枕大神经,应尽量行端 - 端吻合。

15. 口角疱疹 常见于三叉神经痛手术后,多发生于三叉神经受刺激较重的患者。在术后第 2~4 天,术侧口角部出现丘疹,然后发展为群集的在红斑基础上的疱疹,表面可有溃疡,其特点是无痛,与带状疱疹病毒引起的疱疹不同。发生口角疱疹后要给予阿昔洛韦软膏、红霉素软膏或地塞米松软膏涂抹,一般 1~2 周疱疹干燥成痂而愈合。

16. 其他并发症

(1) 下肢深静脉血栓:下肢深静脉血栓的发生率不高,与其他手术后出现深静脉血栓的原因相似,主要有:①手术前应用抗凝药物如:阿司匹林、华法林因手术需要而短暂停用的患者;②血液黏滞度较高的患者;③手术后卧床时间过长的患者;④手术中出血,手术后应用止血药物超过三天的患者;⑤肥胖。实际上,发生下肢深静脉血栓多是以上几种原因共同造成的。

患者主要表现为患肢肿胀、疼痛,发生后要高度重视,根据具体情况给予溶栓剂、介入治疗,必要时行手术取栓术,并时刻提防肺栓塞的发生。

(2) 心肌梗死:此类手术患者手术时多在 50 岁左右及以上,有不同程度的动脉硬化,心肌缺血,患者同时有高脂血症、糖尿病、高黏滞血症等,加上手术前禁饮食、患者循环血容量下降、手术刺激以及失血等因素,在手术中、后可发生心肌梗死。手术中发生心肌梗死要立即暂停手术进行急救,同时视手术进行程度及抢救效果决定继续手术或放弃手术。手术后发生心肌梗死,要急请心内科会诊,做相应处理,包括溶栓、介入、急症冠脉搭桥等。

(3) 肝肾功能异常:患者手术前大量应用卡马西平、中药等可引起肝肾功能异常,另有患者本身患有肝病、肾病,有肝肾功能异常,手术前用保肝肾药物是必需的。尽管手术中、后用药尽量避免加重肝肾功能异常,但药物及手术的打击仍可能会加重肝肾功能异常,手术后除及时复查肝肾功能外,保肝肾药物应继续应用。

参考文献

1. 于炎冰,张黎,袁越.显微血管减压术.北京:人民卫生出版社,2015.11.

2. 梁继锋,李光华,刘国伟,等.桥小脑角内镜下神经减压术.临床耳鼻咽喉头颈外科杂志,2014,28(5):332-335.

3. Roberto Reydios, Ajay Acurrent neurosurgical management of glossopharyngeal neuralgia and techical nuances for microvascular decompression surgery. Neurosurg Focus,2013,34:1-5.

4. 孙希炎,于锋,杜池刚,等.三叉神经痛显微血管减压术中非动脉压迫因素的处理策略.立体定向和功能神经外科杂志,2012,25(1):17-19.

5. Termote B,Verswijvel G,Palmers Y. Trigeminal neuralgia due to compresssive basilar artery. JBR-BTR,2008,91(3):118-119.

6. 成磊,袁贤瑞.岩静脉的临床意义.中华神经外科疾病研究杂志.2012,11(6):570-572.

7. McLaughlin MR,Jannetta PJ,Clyde BL,et al. Microvascular decompression of cranial nerves:Lessons learned after 4400 operations. J Neurosurg,1999,90:1-8.

8. Youn J,Kwon S,Kim JS,et al. Safety and effectiveness of microvascular decompression for the treatment of hemifacial spasm in the elderly. Eur Neurol,2013,70:165-171.

9. Garcia M,Naraghi R,Zumbrunn T,et al. High-Resolution 3D-Constructive Interference in Steady-State MR Imaging and 3D Time-of-Flight MR Angiography in Neurovascular Compression:A Comparison between 3T and 1.5T. American Journal of Neuroradiology,2012,33(7):1251-1256.